당뇨병환자들의 투병기 모음, 인슐린펌프 실천편

당뇨환자들의
눈물과 환희

최수봉 교수. 사단법인 대한당뇨병인슐린펌프협회 지음

하야BOOK

프롤로그

당뇨병 환자들의 꿈은 무엇일까?

당뇨병 환자들을 보면 혈당에 웃고 혈당에 운다. 하지만 진짜 그들의 바람은 '잘 차려진 밥 한 끼 속 편하게 먹는 것', '귀여운 내 손주 힘껏 들어 안아주는 것', '좋아하는 책을 읽는 것' 등 너무나도 소소한 일상을 누리는 것이다.

그러나 '당뇨병' 진단을 받는 순간 환자들은 '밥을 잘 먹으면 죄인'이 된 느낌을 받는다.

"누가 당뇨병 환자를 죄인으로 만들었는가?"

기존의 치료 방법인 당뇨 먹는 약이나 인슐린주사, 식이요법, 민간요법 등은 당뇨병 환자들에게 잘 먹어서는 안 된다고 강요한다. 잘 먹지도 못하게 해 놓고는 기력이 없는 환자들에게 운동하라고, 더 움직이라고 요구한다.

당뇨병 환자들은 밥 한 숟가락 더 뜨고 싶어도 꾹 참고 내려놓는다.

더 이상 걸을 힘이 없어도 혈당을 내릴 수만 있다면 조금만 더 걸어보자며 온 힘을 다해 노력한다.

그 결과는 어떤가. 그렇게 원하던 혈당은 내려갔는가.

그렇게 노력했어도 혈당은 내려가지 않고 당뇨병 관리 제대로 못한 죄인이 되고 만다. 몸도 점점 더 안 좋다. 기력이 없어 손주 안아줄 힘도 없다. 눈이 침침해 읽고 싶은 책도 볼 수 없다. 고기를 먹고 싶어도 이빨이 흔들려 씹을 수 없다. 어디 고통이 이것뿐이랴.

이번 '당뇨환자들의 눈물과 환희' 책은 기존 당뇨병 치료로 고통을 당한 환자들의 목소리, 그리고 올바른 당뇨병 치료로 다시 건강을 회복하고, 일상을 회복한 환자들이 직접 들려주는 생생한 이야기를 담았다.

이 책을 읽는 당뇨병 환자들에게 지금 당장 해 주고 싶은 말이 있다.
"지금 바로 잘 차려진 밥 한 끼 든든히 드세요."

시작하는 글

진료를 보기 전 당뇨환자들이 모여 있는 대기실에서 환자들에게 종종 묻곤 한다.

"여러분은 여기 왜 오셨습니까?"

그럼 환자들은 일제히 외친다.

"혈당 잡으려고요!"

그러나 나는 곧바로 소리친다.

"혈당을 왜 잡아! 당뇨병을 치료해야지!"

아마 많은 사람들은 의아해 할 것이다.

'혈당을 잡는 것이 곧 당뇨병을 치료하는 것 아닌가? 그래서 혈당을 떨어뜨리는 약을 먹거나 식이요법을 하고 운동을 하는 것 아닌가?'

하지만 결론부터 말하자면 당뇨병의 원인은 결코 '높은 혈당'이 아니다. 따라서 혈당을 잡는 것은 당뇨병을 치료하는 것과는 전혀 다르다.

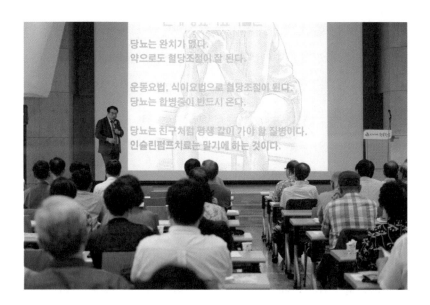

그럼에도 불구하고 아직도 당뇨병을 치료하기 위해서 혈당을 낮추는 방법에만 급급해하고 있다. 더 큰 문제는 혈당을 낮추는 방법은 당뇨병을 치료하지 못할 뿐 아니라 그 결과는 상당히 처참하다는 사실이다.

당뇨병의 가장 큰 원인은 '췌장의 약화된 기능' 즉 인슐린이 제대로 분비되지 않기 때문이다. 인슐린이 제대로 공급되지 않는다는 것은 우리 몸의 각 세포에 섭취한 음식물이 제대로 전달되지 않았다는 것이다. 이것이 바로 '영양실조'이다.

영양실조는 곧 모세혈관이 있는 내 몸의 전 영역에서 파괴가 일어나고 있음을 의미한다. 온몸에 에너지를 공급받지 못한 결과 손과 발 마디

마디가 저리는 현상, 두통, 망막증, 족부병변 등 모세혈관이 있는 모든 곳에서 통증과 질병이 발생하는 합병증이 발생하게 된다. 그래서 당뇨병 환자들이 눈이 멀고, 발이 썩어 절단하기도 하며, 신장이 망가지고, 치아가 빠지는 등 합병증을 경험하게 되는 것이다.

환자에 따라 합병증이 서서히 혹은 빠르게, 약하게 혹은 심하게 오는 경우가 각각 다르지만 합병증이 진행된다는 것은 부인할 수 없는 사실이다.

그런데도 환자들은 영양실조로 자신의 몸이 파괴된다는 생각보다 눈에 확실하게 보이는 '혈당수치'를 내리고자 음식 섭취를 제한한다. 먹지 않는데 어떻게 기력이 날 수 있겠는가.

안 그래도 당뇨병 환자는 일반인들보다 먹은 음식이 각 세포에 잘 전달이 되지 않는 사람들이다.

당뇨병 환자들이 가장 크게 염려해야 할 것은 '영양실조'이다. 결코 '높은 혈당'이 아니다.

당뇨병 환자 여러분! 이제 '혈당'을 체크하기보다 여러분 몸의 '영양상태'를 체크하길 바랍니다.

목 차

"TIPS„

QR코드로 유튜브 영상 시청하는 방법

- 큐알코드에 초점을 맞추고 잠시 기다린다

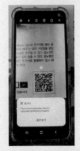

- 화면에 「유튜브 접속은 여기를 누르세요」를
  누른다

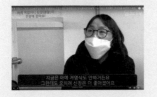

- 동영상을 시청한다

인슐린펌프 치료 전 환자들의 고통

인슐린펌프 치료를 받기 위해 오는 환자들의 이야기를 듣다보면 안타까울 때가 너무 많다. 당뇨병은 분명 치료할 수 있는데 왜 지금껏 자신의 몸이 망가지도록 방치를 하는 것인가.

자신의 몸은 의사가 아는 것이 아니다. 병원에서 보여주는 검사 수치는 하나의 척도 일뿐 건강 수치라고 확실히 말할 수 있는 것도 아니다.

건강은 자기 자신이 가장 잘 느끼게 되어있다. 아프지 않고 기운이 나며 활력이 넘친다면 건강하다는 것을 의미한다.

아무리 당뇨약을 먹고 혈당수치가 정상이라고 하여도 기운이 나지 않고, 눈이 점점 침침함을 느끼고 걸을 때마다 기력이 없다면, 까슬까슬한 모래위를 걷는 듯한 느낌이 든다면 과연 건강한 상태라고 말할 수 있겠는가.

인슐린펌프를 치료하기 전, 당뇨치료를 위해 약을 먹거나 주사를 맞았던 사람들, 혹은 운동요법, 식이요법을 했던 환자들. 그들의 이야기를 들어보자.

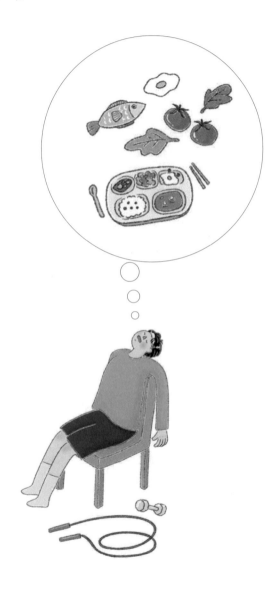

"교수님, 통증은 사실 없었거든요. 그런데 이빨이, 어금니가 갑자기 10개가 쑥 빠져버렸어요. 정말 창피해서 어디 가서 이야기도 못하고. 때로는 이렇게 살아야 하나 하는 생각이 들기도 해요."

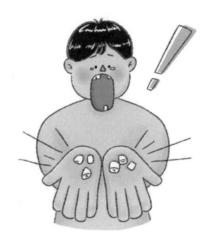

"그냥 죽고 싶다는 생각이 들어요. 아무런 의욕도 없고 기력 없이 살아서 뭐하나 하는 생각이 들어요."

"발바닥이 낙엽 밟는 것 같이 기분 나쁜 이유는 뭐죠? 병원에서는 맨날 적게 먹으라 하고 운동하라고만 하지만 기운이 없어서 움직일 수도 없어요. 어지럽고요. 정말 사는게 사는 것이 아닙니다."

"아침에 일어나면 그냥 쓰러지기도 하고, 어지러워서 정신을 차릴 수가 없어요. 요즘은 부종 때문에 너무 힘들어요. 발바닥이 전혀 감각이 없을 정도예요. 최근에는 망막에 이상이 있다고 해서 시술을 했고요."

"눈도 잘 안보이고 발가락도 아프고, 꼭 모래 위를 걷는 것만 같아요. 발가락도 저절로 구부러졌어요."

"저는 근육암이라고 해요. 당뇨약을 15년 넘게 먹었는데 이번에는 암이 생겼다는 거예요. 근육염이 면역체계를 파괴해서 암을 많이 만든다고 하더라고요. 인슐린 주사를 맞으나 안 맞으나 똑같아서 이제는 안 맞아요. 다니던 병원에서는 당뇨병을 친구처럼 살다가 죽으라고 하더라고요. 지금 계속 몸이 안 좋아요. 물도 엄청 많이 먹고요. 소변은 쉴 틈 없이 보고. 일단 먹지를 못하니 살 수가 없어요. 아무리 좋은 것이 있어도 먹을 수가 없어요."

"새끼발가락을 엊그저께 잘랐어요. 물집이 생겼더라고요. 물집을 떼었더니 썩어있더라고요. 입원해서 치료해야 하는데 다리치료는 소독만 하고 있어요. 병원에서 항생제 주는 것만 했는데 혈당이 높아서 당뇨치료를 해야 한다고 하더라고요."

"사타구니가 아프기 시작했어요. 다리가 막 저리고 몸은 너무 힘들었지만 먹고 살아야 하니 일은 했어요. 그런데 뒤꿈치 상처가 생기고 나서는 아물지가 않는 거예요. 일을 나갈 수가 없을 지경에 이르렀어요.

몸이 많이 피곤해요. 가슴도 저리고. 스텐트 수술도 한지 3년 됐어요. 몸이 점점 망가지고 있어요. 손가락 발가락이 많이 저리고 눈도 많이 흐리고요. 먹는 것을 잘 못 먹으니 오히려 몸이 더 망가지는 것만 같아요. 소변을 한 번 보고나면 기분에 온몸에 있는 영양분이 다 빠져나가는 기분이 들고요. 무엇을 먹어도 배가 안 부르고 계속 눕고 싶고 당화혈색소는 계속 낮추라며 무조건 적게 먹으라고 하니 몸은 망가지는 것 같아요. 이상하게 당화혈색소는 조금 내려가는 것 같긴 한데 몸은 안 좋아요."

"살아보려고 적게 먹었어요. 살아보려고!"

"당뇨약을 먹으면 물먹은 솜같이 축 처지는 것 같아요."

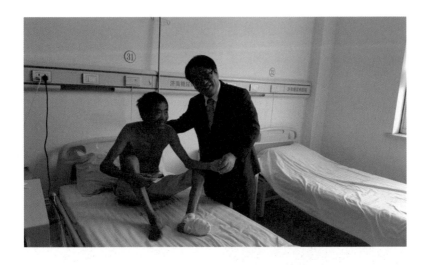

"의사들이 밥을 많이 먹는다고 뭐라고 해요. 밥양을 더 줄여라 더 줄이라고 말해요."

"고지혈증 약에 인슐린주사를 맞고 있어요. 신장도 나빠질 것 같아서 걱정이에요. 피부는 간지럽고요. 3개월 이상 인슐린을 끊었다가 살이 7kg나 갑자기 빠졌어요. 그래서 다시 인슐린주사를 했는데도 계속 몸이 나빠져요."

"탄수화물 먹으면 안 된다고 해서 탄수화물은 입에도 안댔어요. 밥을 조금만 먹어도 200-300mg/dl씩 치고 올라가니까요."

"다리가 하도 저리고 아파서 아내한테 다리 찜질을 해달라고 했어요. 그런데 감각이 없었나 봐요. 화상을 입은 지도 몰랐던 거죠. 다리가 아

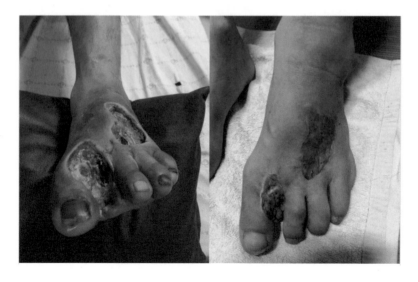

리고 아파서 잠을 못 드니까 밤마다 아내가 찜질해 주었는데 물집이 조금씩 잡히더라고요. 이게 나중에는 번지더니 숯처럼 검게 그을리기 시작했어요. 병원에도 상처를 치료받으러 갔는데 잘라야 한다고 하더라고요. 세상에 이런 법이 어디있습니까. 갑자기 한순간에 병신을 만들다니 말이 됩니까?"

"아내가 이혼을 요구했어요. 사실 처음에는 당뇨병이라고 해서 그렇게 심각하게 생각하지는 않았어요. 좀 적게 먹고 운동하면 괜찮겠지 생각을 했으니까요. 그리고 피곤하고 좀 몸이 안 좋은 정도는 참을 수 있다고 생각했죠. 그런데 당뇨약을 오래 먹다 보니까 그게 안서는 거예요. 발기가 안돼요. 부부관계를 할 수가 없는 거죠. 남자로써 자신감도 떨어졌는데 아내는 결국 바람까지 폈어요. 제게 무슨 희망이 있겠습니까."

"남편이 당뇨가 있었어요. 한 30년을 앓았던 것 같아요. 그동안 당뇨약 먹고 인슐린 주사를 맞았는데 다리도 자르고 손가락도 잘랐어요. 남편 간병하다가 스트레스 받으면서 저도 몇 년 전부터 당뇨가 왔어요. 남편을 보면서 당뇨약이나 인슐린 주사가 당뇨병을 치료할 수 없다는 것을 알고 있었지만 달리 방법이 없으니 남편이 다니는 병원에 저도 다녔죠. 저는 당화혈색소가 5.6%가 나와요. 그러면 담당 의사는 아주 잘하고 있다면서 계속 적게 먹으라고 하더라고요. 그런데 저도 최근에 눈이 갑자기 나빠졌고 콩팥도 안 좋아졌다는 거예요. 그런데도 잘하고 있다고 하더라고요. 도대체 무엇을 잘하고 있다는 것인지 모르겠어요. 그런데 최근에는 딸아이까지 당뇨병에 걸렸어요. 남편은 자신처럼 딸아이를 만들고 싶지 않아서 유튜브를 찾아본 거 같아요. 남편이 인슐린펌프 치료를 알게 되어서 이렇게 오게 됐어요."

"밥맛이 없어요. 밥 한 숟가락 뜨는 것이 바윗덩어리 들어 올리는 것처럼 힘들어요."

"지금 한 여름이잖아요. 그런데도 저는 너무 추워요. 이불 속에 발을 넣고 있어도 시려요. 이빨은 당뇨로 전부 다 주저 않았고요."

인슐린펌프 치료를 시작하기 위해 온 환자들의 사연이다. 그들의 아픔, 그들의 고통을 어찌 다 담을 수 있을까. 그들의 사연을 듣다보면 정말 눈물이 나는 경우가 많다.

좋은 치료를 받고 건강을 회복해서 즐겁게 살 수 있는데 도대체 왜 몸을 다 망가뜨리고 고통을 호소하는가.

합병증이 심하지 않은 상태에서 일찍 인슐린펌프 치료를 한 환자들은 너무나 다행이지만 비쩍 말라 눈멀고, 다리 자르고, 혈액투석하는 환자들이 올 경우에는 정말 화가 치밀어 오르는 경우가 많다.

좋은 치료 방법이 분명 있는데, 건강하게 살 수 있는 방법이 분명 있는데 안타깝다.

환자들은 의사들을 신뢰한 것 밖에 없다. 하라는 대로 했고 주는 대로 먹었다. 진정한 의사의 권위는 병을 치료했을 때, 환자가 살아났을 때 세워지는 것이다.

이제 인슐린펌프 치료를 통해 건강한 삶을 누리게 된 환자들의 이야기를 소개하고자 한다.

의사의 말 보다 당뇨병에서 살아난 환자들의 이야기만큼 신뢰할 수 있는 이야기가 어디 있겠는가.

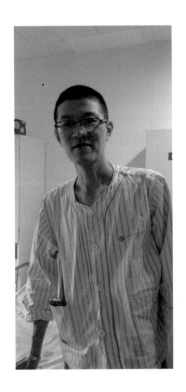

약 먹어도 잡히지 않는 혈당!
하루하루가 힘들었다

조원석(59세, 남, 2형당뇨) 인슐린펌프 치료 1년

지금은 누구보다 활기찬 모습으로 직장에 다니고 있지만 7년 전에는 감히 상상도 할 수 없었다. 당뇨로 고생하면서 정상적인 생활이 불가능했었던 것.

어느 날, 왼쪽으로 마비가 오고 몸이 뒤틀리는 증상이 나타났다. 거기다 이상하게 계속 살이 빠졌다. 몸무게가 10kg 이상 줄자 더이상 방치해서는 안 되겠다는 생각에 한방병원에서 진료를 받아봤지만 별다른 차도가 없었다.

다른 병원에 가서 정밀 진단을 받았더니 허리디스크 수술을 해야 한다고 했다. 이것만으로도 충분히 받아들이기 힘들었는데 엎친 데 덮친 격으로 당뇨가 심각한 수준이라 수술을 할 수 없다는 이야기까지 듣게 되었다.

온갖 방법을 동원해 급하게 혈당수치를 잡고 허리디스크 수술을 받았다. 그리고 본격적으로 당뇨 치료를 시작했다.

당뇨약을 처방받아 열심히 먹었지만 혈당수치는 떨어질 줄 몰랐고 어지러움 증세가 날로 심해졌다. 그저 가만히 몸을 가누는 것조차 힘들었다.

몸무게는 계속해서 점점 더 줄어가고, 다음 다뇨 증상이 심했다. 갈증이 나고, 입천장이 다 말라붙어 물만 보면 그냥 다 먹고 싶었다. 그렇게 물을 마시고 나면 또 화장실로 소변을 보러 가야 했고 그런 생활이 쭉 지속됐다.

힘이 없으니 자꾸 먹을 걸 더 찾게 되었다. 언제나 저녁에는 맛있는 걸 먹어야 한다는 생각에 기름진 식사를 하고, 빵이며 아이스크림이며 간식도 자꾸 먹었다. 그렇게 하지 않으면 견딜 수가 없었다. 하지만 이상한 것은 그렇게 살찌는 음식을 먹어도 체중은 늘어나지 않고 계속 몸

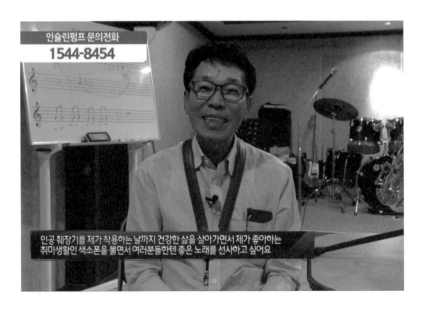

인슐린펌프 문의전화
1544-8454

인공 췌장기를 제가 착용하는 날까지 건강한 삶을 살아가면서 제가 좋아하는 취미생활인 색소폰을 불면서 여러분들한텐 좋은 노래를 선사하고 싶어요

이 말라갔다. 당뇨 치료를 위해 약을 먹고 온갖 방법을 다 동원해보았지만 그 방법은 치료가 아닌 것이었다.

아무리 약을 먹어도 잡히지 않는 혈당, 하루하루가 힘들었다. 당뇨로 고생을 하다 보면 이제 혈당이 오르는 느낌을 스스로 알 수 있게 된다. 혈당이 올라가면 술에 취한 것처럼 머리가 빙빙 돌고 어지러워진다. 이명이 오고, 정신은 아득해졌다. 이러니 정상적인 일상생활이 불가능해질 수밖에 없었다.

인슐린펌프 치료 1년. 기적처럼 다시 건강을 되찾았다. 현재 혈당수치는 134mg/dl. 인슐린펌프로 건강에 자부심을 가지게 되었다.

인슐린펌프 치료 후 가장 좋은 것은 혈당 걱정을 하지 않아도 된다는 것. 그 이유 하나만으로도 생활이 건강하고 활기차졌다. 식사 시간도 달라진 풍경 중 하나. 먹는 것에 따라 들쑥날쑥 크게 달라지는 혈당에 스트레스가 심했었는데 이제는 먹고 싶은 것을 마음껏 먹어도 안정적인 혈당을 유지하고 있다.

어떤 음식이든 가리지 않고 맛있고 즐겁게 먹으며 필요한 영양분을 충분히 섭취하다 보니 자연스레 몸에 기운이 생기고 근육도 돌아오기 시작했다.

언제나 에너지가 넘치고 건강하기 때문에 주변에서는 당뇨환자인 것을 모른다. 식사하는 것만 봐도 누가 당뇨환자라고 생각하겠는가.

점심에는 짬을 내서 운동을 하고, 퇴근 후에는 또 다른 취미 생활을 위해 합주실을 찾는다. 취미로 배우는 색소폰 연주. 건강하고 즐겁게 인생을 즐길 수 있게 됐다. 음악으로 사람들을 즐겁고 행복하게 만들어 주고 싶다. 내가 아닌 남들을 먼저 생각하는 여유도 인슐린펌프 치료 후 달라진 모습 중 하나다. 몸이 아플 때는 신경 쓰지 못했던 것들이 이제야 보인다.

새로운 삶의 희망을 준 인슐린펌프! 앞으로도 인슐린펌프와 함께 건강한 삶을 살고 싶다. 운동도 열심히 하고 좋아하는 취미생활도 계속하면서 누구보다 즐겁고 행복하게 살고 싶다.

당뇨병 치료담 영상 시청

생크림 한조각 당당하게 먹어보고 싶다
송지원 (42세, 여, 2형당뇨) 2020년 11월 5일 인슐린펌프치료 시작

음식이 혀끝에 닿는 순간부터 통증은 시작된다. 칼끝으로 온몸을 긁는 듯한 아픔. 바람만 스쳐도 시작되는 고통. 내가 할 수 있는 일은 그저 죽음을 기다리는 일밖에 없었다.

당뇨진단을 받은 건 20여년 전 갓 스무살 즈음이었다. 당시 두통이 너무 심했고 이유도 없이 비가 오면 근육통이 와서 당부화검사를 받았다. 결과는 300mg/dl. 당뇨였다.

젊은 나이에 당뇨라니……. 나도 막막했지만 부모님은 더 많이 좌절했다.

'내 딸이 사회생활 잘 할 수 있을까? 사람들과 잘 지낼 수 있을까?'

내 자신도 몸이 아프다는 것은 약점이고 단점이 될 수 있다는 생각을 떨쳐버릴 수 없었다.

어머니는 딸이 아직 어리기 때문에 약보다는 자연치유를 하는 것이 좋다고 생각했다. 그래서 당뇨약은 먹지 않고 식이요법을 했다. 적게

먹고, 당뇨에 좋다는 음식들만 챙겨 먹었다.

기름진 것은 배제하고, 야채, 나물 종류, 신선초 등만 먹었다.

어린나이에 친구들과 맛있는 생크림 케이크도 먹고, 떡볶이도 사먹고 싶었지만 외식은 정말 상상도 할 수 없는 일이었다.

어쩌다 회식이나 친구들을 만날 때 몰래 먹어보기도 했지만 그날은 어마어마한 죄를 지은 것 마냥 죄책감에 시달려야 했다.

이렇게 평생 강박관념에 시달리며 살았다.

몸도 결코 밖에서 먹은 음식을 허락하지 않았다. 음식을 사먹는 순간 눈이 곧바로 충혈되었고 어느 순간에는 눈동자는 황달현상처럼 누렇게 변했다.

사람들은 초점 없이 흐려진 나를 보며 "어디 아프냐", "지쳐보인다"는 이야기를 곧잘 했다.

아파보이는 내 모습을 바라보며 점점 나는 우울감에 빠질 수밖에 없었다.

서른 살이 되었을 무렵에는 부모님을 떠나 서울에서 독립했다. 아픈 몸으로 독립하는 것이어서 부모님의 걱정도 많았지만 혼자 소식하면 살 수 있지 않을까 생각했다. 외식을 하더라도 최대한 적게 먹으면서 생활했다.

때로는 아버지가 드시던 당뇨약을 부모님이 보내주시기도 했다. 그러면 겁도 없이 아버지의 당뇨약을 그냥 먹기도 했었다.

또 어머니가 당뇨합병증에 알로에가 좋다는 이야기를 듣고 보내주면 먹기도 하면서 지냈다.

그렇게 20년을 식이요법을 해왔다.

그런데 최근 4개월 전부터 급격하게 목이 마르면서 물을 마시는 것이 자제가 안 됐다. 한번 물을 마시기 시작하면 2L 물을 그 자리에서 3병 정도는 마셔야 했다.

걸음도 걸어지지가 않았다. 한 발 내딛으려 할 때마다 정강이가 아파서 걸을 수가 없었다.

갑자기 내 몸에 이상이 오자 덜컥 겁이 났다.

병원에 갔더니 당화혈색소도 측정불가가 나왔다. 동네의원에서는 빨리 큰병원으로 가라고 권했고 곧바로 병원에 입원해 인슐린주사를 맞게 됐다.

당시 초속형과 지속형을 맞았는데 갑자기 감각이 없어졌다. 배에 주사를 놓았는데 갑자기 배와 등쪽까지 감각이 없는 것이었다.

의사선생님께 말을 해도 "생각일 뿐"이라며 무시했다. 하지만 계속 감각이 없다고 이야기했더니 다음에는 다리에 주사를 놓았다. 그런데 다리도 감각이 없어지는 것이었다.

병원에서는 검사를 했지만 이상이 없다는 말만 되풀이할 뿐이었다.

그리고 인슐린 처방을 받고 퇴원하게 됐다. 그런데 집에 돌아온 이틀 후부터 통증이 오기 시작했다. 칼로 온 몸을 찌르는 듯한 통증이 오기 시작했다.

극심한 통증으로 잠도 하루에 한 시간도 잘 수 없는 상황에 이르렀다. 결국 한 달 만에 10kg이 빠졌다. 먹지 못하니 허리는 접히고 뼈만 앙상하게 드러나게 됐다. 거울을 보면 무서우면서도 추한 내 몰골이 더 끔찍했다.

통증이 더욱 극심해지면서 다시 병원에 입원했다. 하지만 검사를 해도 결과는 이상이 없었다. 결국 마약성 진통제만 매일 맞았다. 하지만 조금의 차도도 없었다. 퇴원한 후에도 매일 앰블런스를 타고 응급실에 가는 것이 일이 됐다. 통증은 점점 최고조에 달하고 있었다.

옷깃만 스쳐도 아팠다. 그래서 모든 옷을 뒤집어 입기까지 했다. 바람만 스쳐도 칼로 온몸을 긁는 것만큼 아팠다.

당뇨환자는 걸어야 한다고 들었는데 걷는 것은 상상조차 할 수 없었다.

'조금이라도 걸을 수 있다면, 운동할 수 있다면 괜찮을 거 같은데.'

하지만 현실은 엄마의 부축을 받아도 3분 이상 걷는 것이 무리였다.

통증이 시작된 이후 내 삶은 그저 죽음을 향한 여행이었다. 희망은 내게 사치일 뿐이었다. 그런 내게 정말 꿈같은 일이 일어났다. 우연히 유튜브를 통해 인슐린펌프를 알게 된 것이다. 영상을 보면서 왠지 믿음이 생겼다. 인슐린펌프가 나를 고통에서 해방해 줄 수 있을 것만 같았다.

인슐린펌프 치료 5일째.

인슐린펌프 치료를 시작했지만 이틀 동안은 여전히 통증이 계속됐다. 아프다 지쳐서 잔다는 말도 있지만 너무 통증이 심하기 때문에 잠도 잘 수 없었다. 아마 같이 입원실에 계셨던 환자들도 내 울음소리에 잠을 못 이뤘을지 모른다.

그런데 삼 일째 되는 날. 통증이 왔는지 느낄 새도 없이 잠 들었다. 개운하게 잘 자고 일어났다.

'잘 잤다는 것이 이런 기분이구나.' 가뿐하다는 느낌이 들었다.

인슐린펌프 치료 전에는 식사를 할 때도 음식이 혀끝에 닿아 목구멍을 타고 내려갈 때부터 온 몸이 '톡톡' 거리며 통증의 신호를 알려왔었다.

그런데 인슐린펌프 치료를 하면서부터는 음식을 먹어도 통증이 없어졌다.

'이제 희망이 생겼다. 사람이 죽으란 법은 없구나.'

예전에는 음식을 먹으면 겁이 덜컥 나서 음식을 삼킬 수 없었다. 통증이 시작될까봐.

하지만 인슐린펌프 치료하면서부터는 맛있게 잘 먹고 있다. 내가 이렇게 음식을 마음껏 먹어본 적이 언제였던가.

늘 죄책감으로 먹었던 음식을 이렇게 기쁘게 먹을 수 있다는 것도 행복이다.

"생크림 케익 한 조각. 이제 당당하게 한 번 먹어보고 싶다"

인슐린펌프 치료 최후 수단 아니에요

신정원(55세, 여자, 2형당뇨) 인슐린펌프 치료 2017년 시작

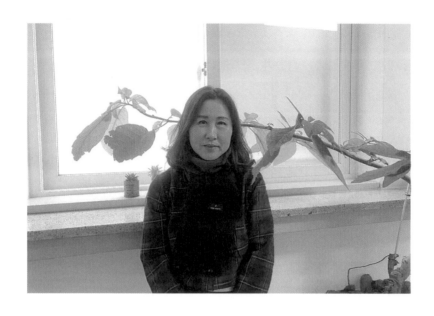

친언니 말을 듣고 당뇨병 초기에 인슐린펌프 치료했다면 어떻게 됐을까. 그나마 다시 건강을 회복해서 다행이지만 인슐린펌프 치료 전 힘들었던 시간을 생각하면 참 안타깝다.

5년 전 당뇨병 판정을 처음 받았다. 친정아버지도, 친오빠도 당뇨합병증으로 힘들게 고생만 하다가 돌아가셨다. 특히 친오빠는 다리가 다 썩고 혈액투석까지 했기 때문에 엄청 고생했다.

그리고 친언니도 당뇨병을 오랫동안 앓고 있었고, 조카까지 당뇨병에 걸렸다.

가족들이 당뇨가 있었기 때문에 나는 당뇨 진단을 받기 전까지 평소에 채식, 잡곡밥, 소식하면서 식단 관리를 철저히 해 왔다. 매일 산에도 가고 스스로 건강관리를 잘한다고 자부했었다. 자신도 있었고.

하지만 50대 초반 즈음에 만사가 귀찮고 피곤한 감을 느끼면서 밥맛을 잃고 우울증까지 생겼다. 당뇨였다.

열심히 관리했는데도 당뇨가 왔다는 것에 당황하기도 했지만 가족력은 어쩔 수 없나보다 생각하고 '내게 올 것이 왔구나!' 그저 무덤덤하게 받아들였다.

언니와 조카는 내가 당뇨병 진단을 받은 것을 알고 곧바로 '인슐린펌프' 치료를 권했다. "당뇨병 초기에 인슐린펌프 치료를 해! 나처럼 고생하지 말고. 당뇨병 초기에 바로 인슐린펌프 치료를 하면 췌장이 망가지기 전에 회복될 수 있어"라며 신신당부를 했다.

언니와 조카가 인슐린펌프 치료를 하면서 굉장히 좋아졌고, 옆에서 그것을 봐 왔지만 막상 내가 한다고 하니까 뭔지 모를 거부감이 생겼다.

아직 50살 초반인데 벌써 당뇨병이 생긴 것도 창피하고 또 인슐린펌프 치료까지 해야 하는 단계는 아닌 것 같다는 생각도 들었다.

언니가 아무리 당뇨병 초기에 인슐린펌프 치료하면 좋다고 설득해도 끝까지 안 하겠다고 고집부렸다. 스스로 열심히 노력해서 운동하고 식이조절하면 당뇨병 고칠 수 있을 것이라 생각했다.

하지만 시간이 지나면서 열심히 노력해서 되는 것이 있고 안 되는 것도 있다는 것을 알게 됐다.

사실 혈당은 그리 높은 편은 아니었다. 공복 혈당수치가 140mg/dl 정도였다. 하지만 내가 느끼는 몸 상태는 정말 힘들었다. 원래 느끼는 피로감이 곱으로 더해 기운이 없고, 체중도 55kg에서 46kg까지 짧은 시간에 빠졌다.

점점 몸이 힘들어지면서 결국 인슐린펌프 치료를 해야겠다는 생각을 하게 됐다.

'인슐린펌프 이걸로 진짜 당뇨병이 좋아진다는 건가? 믿어도 되나?', '마지막 단계라고 하는데 진짜 초기에 해도 되는 것인가?' '정말 먹고 싶은 것을 먹어도 된다고?'

이런 생각들을 지우기가 쉽지는 않았다. 하지만 막상 인슐린펌프 치료를 하면서 얼마나 잘못된 생각인지 바로 몸으로 느끼게 됐다.

인슐린펌프 치료는 2017년에 시작했다. 언니 덕분에 당뇨진단 2년만에 비교적 빠른 시간 안에 인슐린펌프 치료를 시작할 수 있었다.

인슐린펌프 치료를 하면서 그동안 나를 괴롭혔던 당뇨 증상들이 싹 없어졌다. 게다가 원하는 음식을 마음껏 먹으니깐 살 것만 같았다. 그동안 건강 관리한다고 먹지도 못했던 음식들도 원 없이 먹고, 일반식으로 흰 쌀밥에 고기도 푸짐하게 차려서 먹고 있다.

돌이켜보면 인슐린펌프 치료 전에 혈당수치가 정상처럼 보였던 것은 제대로 못 먹었기 때문인 것 같다. 야채만 먹고, 적게 먹고 잡곡밥 먹으니 당연한 것이었다. 이건 진짜 내 혈당수치는 아니었다.

인슐린펌프 치료 후 가장 좋은 것은 편하게 식사하는 것이다. 그러면서도 당화혈색소나 혈당수치는 정상이다. 그리고 평소 느꼈던 당뇨 증상은 싹 없어지면서 당뇨합병증이 예방된다는 것을 느꼈다.

특히 친정아버지, 친오빠를 당뇨합병증으로 잃었기 때문에 아무래도 느끼는 안정감과 고마움이 남 다르다.

잠드는 도중에 무슨 일이 생기는 것은 아닐까 제대로 잠들지 못하고 불면증이 심했는데 이제 그런 걱정도 덜게 됐다.

이렇게 좋은 걸 그동안 왜 고민했을까. 막상 하고 나면 기쁘고 행복하기만 한데 이 기쁨을 너무 늦게 안 것 같아 아쉽다.

아마 인슐린펌프 치료를 고민하는 사람들은 나와 비슷할 것이다. 인슐린펌프 치료는 최후의 수단이라고 말하거나 부정적으로 말하는 것이 현실이다. 하지만 당뇨병으로 가족 전체가 고통을 경험했고 인슐린펌프 덕분에 당뇨병을 이겨내고 건강하게 살아가고 있는 사람으로써 인슐린펌프 치료는 초기에 시작해서 건강을 빨리 회복하라고 권하고 싶다.

실제로 해보면 전혀 아프지도 않고 어렵지도 않고 나이 많은 사람들도 누구나 할 수 있을 정도로 간단한 치료이다. 게다가 당뇨병으로 고생한 것을 생각하면 이 정도는 정말 아무것도 아니다.

발목까지 잘라야 한다는 다리! 살렸다
이은희 (56세, 여, 2형당뇨) 2020년 9월 17일 인슐린펌프 치료 시작

37세 때 당뇨 진단을 받았다. 비교적 이른 나이에 당뇨 진단을 받았기 때문에 심각하게 생각하지 않았다.

시간이 지나면 괜찮겠지 생각했기 때문에 병원에서 처방해 준 약도 잘 먹지 않았다. 그러다 임신을 하면서 인슐린 주사를 맞았다. 당시 혈당은 200mg/dl 이상이었기 때문에 인슐린 주사를 맞았다. 아들은 다행히 5.12kg으로 건강하게 태어났다. 지금은 어느덧 고등학생이 되어 축구선수로 활동할 정도로 건강하게 잘 자랐다.

당뇨가 있었지만 특별히 몸이 안 좋다거나 이상을 느낀 것은 아니었기 때문에 출산 이후에 다시 어떤 관리도 하지 않았다.

그런데 5년 전부터인가 갑자기 어지러우면서 두통이 오기 시작했다. 살은 워낙 마른체형이었지만 계속 매년 조금씩 빠졌었다. 그러다 올해 들어 급격하게 39kg까지 빠지기 시작했다.

하지만 여전히 당뇨의 심각성을 느끼지는 못했다. 그러다 몸을 따뜻하게 한다고 45℃ 의료기 마사지를 받은 것이 화근이 됐다. 2020년 5

월 17일. 인슐린 펌프치료 시작 불과 몇 달 전 일이었다.

내 몸은 당뇨가 있었기 때문에 몸에 감각이 둔화되고 있었다. 그래서 뜨거운지도 모르고 화상을 입게 된 것이다.

처음에는 상처가 그리 크지 않았기 때문에 병원을 다니면서 치료를 했다. 그런데 상처가 아물기는커녕 점점 커져만 갔다.

결국 의사로부터 "발목까지 잘라야 한다"는 말을 듣고 말았다.

내 발의 상태는 형체를 알아볼 수 없을 정도가 됐다. 검게 타버린 발을 바라보는 것은 감당하기 힘든 고통의 무게였다.

"왜 내게 이런 일이 벌어진 것일까. 나는 다시 걸을 수 있을까."

인슐린펌프는 내게 처음에는 실낱같은 희망이었다.

사실 너무 늦게 왔다. 당뇨병 치료를 제대로 했다면, 처음부터 인슐

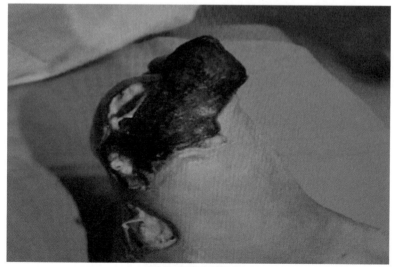

인슐린펌프치료 전

린펌프 치료를 했다면 내 발을 바라보는 것이 이렇게까지 힘들지는 않았을 텐데 후회도 밀려왔다.

다리뿐 아니라 인슐린펌프 치료를 받으러 왔을 때는 몸이 완전히 부어 있었던 상태였다. 소변줄을 30일 넘게 차고 있었으니 당연한 일이었다.

최수봉 교수도 "쉽지 않다"고 말했다. 하지만 내가 매달릴 수 있는 것은 인슐린펌프 밖에 없었다.

인슐린펌프 치료 약 두 달째.

발모양은 조금 이상하더라도 절단하지 않은 것이 어딘가. 인슐린펌프 전에는 발목까지 잘라야 한다고 했지만 인슐린펌프 치료 후 현재는 엄지발가락만 절단한 상태이다.

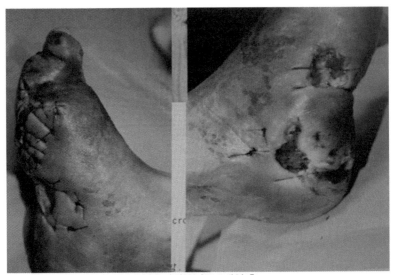

인슐린펌프치료 2개월 후

혈당 조절이 잘 되고 음식도 잘 먹고 있기 때문에 상처도 많이 아물고 살도 차오르고 있다. 아직 운동을 할 수 있는 상태는 아니지만 조금씩 걷는 연습을 하고 있다. 인슐린펌프 치료 하면서 두통도 사라지고, 기운도 나니 조금씩 걸을 수 있는 힘이 생겼다.

뛰는 것까지는 바라지 않는다. 그저 그 어떤 것의 도움 없이 온전히 내가 걸을 수 있다는 것. 그것만으로도 내게는 얼마나 감사한 일인지 모른다.

눈앞을 가렸던 안개가 걷혔다

홍종옥(65세, 여, 2형당뇨) 인슐린펌프 치료 4개월 차

갑자기 눈에 안개가 낀 것처럼 시야가 흐려졌다. 그러면서 자꾸 헛발질을 하게 되면서 덜컥 겁이 났다.

13년 전 유방암 수술을 받은 이후 나름대로 운동도 하면서 잘 관리해 유방암 완치 판정을 받았다. 하지만 산 넘어 산이라고 하던가. 이번에는 폐에 염증까지 생기게 됐다.

호흡기내과에서 치료를 하던 중 의사선생님도 스테로이드를 많이 쓰기 때문에 당뇨가 올 수도 있다고 했는데 정말 폐 염증치료를 하면서 당뇨병도 같이 오게 됐다.

그렇게 약 9개월간 호흡기내과 치료제와 당뇨병 약을 같이 먹었다. 하지만 과연 치료가 되고 있기는 한 것일까. 갑자기 얼굴은 살이 찐 것처럼 부었고 눈은 안개가 낀 것처럼 시야가 흐려졌다.

결국 9개월 만에 실명 위기까지 오게 됐다. 평소 안경을 끼긴 했어도 눈이 그렇게 나쁘지는 않았는데 갑자기 안압이 올라가면서 급격하게 나빠진 것이다.

어느 순간 나는 앞을 볼 수 없을 것이라는 생각을 하게 되니 두려움이 엄습했다. 당뇨환자는 운동을 해야 한다고 하는데 시력이 나빠지면서 자꾸 헛발질을 하면서 다치게 됐다.

이게 당뇨합병증이구나 생각이 들면서 내게 또 어떤 합병증이 올지 무서웠다. 당뇨약을 먹는데 왜 혈당은 300mg/dl이 넘는지, 의사선생님이 하라는 대로 운동도 하고 잡곡밥만 먹고 소식하는데 왜 몸은 점점 안 좋아지는지 답답하기만 했다.

그럼에도 의사선생님은 그저 약 잘 먹고 운동하라는 말만 되풀이 했다.

인슐린펌프는 우연히 유튜브 영상을 보고 알게 됐다. 왠지 나를 고통에서 해방시켜줄 것만 같았다. 인슐린펌프 치료를 하면서 여러 번 놀랐는데 첫 번째는 흰쌀밥을 먹는 것이었다. 그것도 한 그릇씩 먹는 것을 보고 그동안 잡곡밥만 먹고 소식하면서 살았는데 마음껏 먹을 수 있다는 것을 보면서 신기할 정도였다.

두 번째는 매 끼니마다 고기반찬이 나오는 것이었다. 그리고 과일에다 먹고 싶은 대로 마음껏 먹으니 기력이 나는 것은 당연했다.

이전에는 음식은 적게 먹고 운동하려니 기력이 없어 간신히 운동했지만 인슐린펌프 치료하면서 부터는 잘 먹게 되니 자신 있게 운동할 수 있게 됐다. 계단 4층 정도 올라가는 것은 가뿐할 정도이다.

이제 인슐린펌프 치료 4개월 정도 됐다. 가장 큰 변화는 시야를 가린 안개가 걷힌 것이다.

언제 앞을 보지 못하게 될지 모른다는 두려움에 살았지만 이제는 눈이 맑아졌다. 하루가 멀다 하고 안과에 다녔지만 지금은 안 간 지 두어 달 됐다.

잘 먹고 운동하니 근력도 생기고 피부도 좋아지고, 생기가 도는 것을 눈에 띄게 볼 수 있게 됐다.

당화혈색소도 인슐린펌프 치료 전에는 7%가 넘었지만 지금은 6.3%. 수치도 매우 안정적이다.

물론 수치도 정상에 가까워졌지만 최수봉 교수님이 늘 이야기 하는 것처럼 혈당은 단지 수치에 불과하다는 것을 인지하고 인슐린펌프 치료를 하면서 당뇨 완치를 위해 잘 먹고 운동하며 활기차게 생활하고 있다.

이제 몸이 건강해지고 시야를 가렸던 안개가 걷히면서 내 인생의 불안, 아픔, 고통도 함께 걷어진 느낌이다.

이제 당뇨병 완치를 목표로 하고 있다.

"작은 상처가 발가락 절단 위기까지
가져 올 줄 몰랐다"

신현 (54세, 남, 2형당뇨) 2020년 6월 30일 인슐린펌프치료 시작

14년 전이었다.

'모든 것이 귀찮고 힘들다.'

원래 이런 사람이 아니었는데 어느 순간부터 심각하게 피곤함을 느끼며 무기력증이 찾아왔다. 아마 그때부터 당뇨가 시작된 것 같다. 병원에 가서 진단을 받으니 당뇨였다.

당시에 지인으로부터 인슐린펌프 소개를 받고 곧바로 시작했지만 2주도 되지 않아서 치료를 포기했다. 당뇨병 진단은 받았지만 특별하게 심각하게 합병증을 느끼고 있었던 것도 아니고 단지 피곤하다 정도였기 때문에 굳이 인슐린펌프를 할 필요가 있을까 싶었다.

약도 처방을 받았지만 잘 먹지 않고 당뇨병 치료도 하지 않고 살아왔다.

그러나 해를 거듭할수록 덜컥 겁이 나는 증상들이 내 몸에서 일어나

기 시작했다. 한 번 상처가 나면 좀처럼 아물지 않는 것이다. 보통사람들 같으면 2-3일이면 낫는 상처들이 2-3달이 가도 아물지 않았다. 이런 일이 점점 빈번하게 반복되다 보니 입원하는 일도 많아졌다.

'이것이 당뇨병이구나' 하고 심각하게 받아들였을 때 이미 나는 머릿속에 무거운 바위 하나를 이고 있는 느낌이었다. 이제 합병증이 두려울 수밖에 없었다. 눈으로 증상이 보였고 피곤감과 무기력증은 점점 더욱 심해졌다.

본래 탄식을 잘하는 성격이 아니었지만 몸이 안 좋다 보니 이제 스스로 탄식하기를 하루에도 수십 번 점점 정신적으로도 힘들어지고 있었다.

몸이 안 좋아지면서 운동도 해보고 식단조절도 해보고 당뇨에 좋다는 민간요법도 사용해 봤다. 하지만 지속적으로 할 수 없었고 효과도 없었다.

그러다 컴퓨터 책상에서 일을 하다 새끼발가락을 살짝 찍힌 일이 벌어졌다. 사실 아주 작은 상처이기는 하지만 작은 상처로도 고생을 많이 했었던 터라 즉각 병원에서 치료를 받았다. 병원에서는 소독만 해도 될 것 같다며 처음에는 심각하게 보지 않았다. 항생제를 처방해달라고 해도 의사는 필요 없다며 대수롭지 않게 여겼다. 상처는 점점 심각해졌고 며칠 뒤 의사는 대학병원에 가야 할 것 같다고 했다.

대학병원에 가서 상처를 보여주니 골수염이 왔다며 뼈가 다 녹았다고, 새끼발가락 밑으로 자르자고 했다. 발가락을 잘라서 봉합하는 것

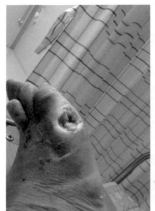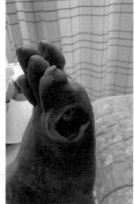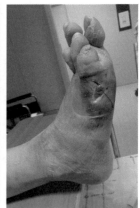

인슐린펌프 치료로 회복되어 가는 과정

이 깨끗하고 좋을 것 같다는 것이다.

　그러나 수술하고 싶지 않았다. 발가락을 자르고 싶지 않았다.

　그때 뇌리를 스쳤던 것이 '인슐린펌프'였다.

　다시 '인슐린펌프'를 착용하기 시작했다.

　한두 주간 시간을 지켜보고 발가락을 안 자르는 방향으로 해달라고 외과 의사에게 말했다. 처음에는 매우 부정적이었지만 인슐린펌프 착용 1주일 후부터 점점 긍정적으로 바뀌었다.

　점점 상처가 아물고 살이 차오르는 것이 눈에 띄게 나타났기 때문이다.

　4주가 지난 지금은 이제 수술할 필요가 없다는 말을 듣게 되었다.

　'역시 인슐린펌프구나. 이제 나는 발가락을 자르지 않아도 되는구나.'

너무나 감사했다. 처음에 인슐린펌프 치료를 시작했을 때 기계를 떼지 않고 계속 치료를 받았다면 이렇게 고생하지 않았을 것이다.

나의 어리석은 선택이 몸을 너무 고생시킨 것 같아 후회도 되지만 지금이라도 인슐린펌프 치료를 통해 내 발을 지킬 수 있다는 것이 너무 감사할 뿐이다.

"꾀병 부린다는 핀잔, 자괴감에 더 빠졌다"
김동선(45세, 남, 1형당뇨) 2020년 5월 12일 인슐린펌프 치료 시작

"젊은 사람이 말이야 돌을 씹어먹어도 소화가 될 나이에 뭐가 아프다고 엄살이야? 꾀병부리지 마라"

회식자리에서 먹는 음식을 가리고 피하는 내게 상사가 한 마디 했다.

몰래 인슐린주사를 맞는 것만으로도 스스로 한없이 처량하게만 느껴지는데 주변에서 이렇게 한 번씩 쏘아대면 몸도 마음도 정신적으로도 모든 것이 다 위축됐다.

내 나이 20대 중반에 당뇨병 진단을 받았다. 어느 날이었다. 자고 일어났는데 갑자기 침이 나오지 않았다. 물을 마셔도 입이 마르는 이상증상을 느꼈다. 병원에 갔더니 당뇨병이라는 진단을 받았다.

젊은 나이에 당뇨라니 믿을 수 없었다.

처음에는 2형 당뇨라는 진단을 받고 약을 처방받았다. 하지만 약을 먹어도 조절되지 않았고 결국 1형 당뇨라는 진단을 다시 받게 됐다.

처음 당뇨약을 먹을 때까지만 해도 내 자신이 비참하다고 느끼지는 않았다. 하지만 1형 당뇨 진단을 받고 인슐린주사를 맞기 시작하면서 우울증에 빠지게 됐다.

살려고 인슐린주사를 맞기는 했지만 스스로 매일 주사할 때마다 위축되고 별거 아닌 일에도 짜증났다.

특히 뭔가를 먹기 전에는 늘 고민하게 되고 직장동료들과 식사하는 자리에서 이것저것 가리게 되니 눈치 보기가 일쑤였다. 당뇨를 앓다 보니 각종 합병증으로 눈이 순간순간 침침해지고, 아픈 곳도 많았다. 하지만 그 누가 젊은 나이에 당뇨가 있을 것이라고 생각했겠는가. 결국 내가 들을 수밖에 없는 말은 "꾀병부리지 마라"는 말뿐이었다.

약을 먹을 때는 효과도 없었고 인슐린주사는 당뇨병을 치료한다기보다 몸에 충격을 준다는 것이 더 맞는 표현일 것 같다. 인슐린주사는 고혈당과 저혈당을 심하게 오가게 만들어 길을 가다가 갑자기 쓰러지기가 여러 번이었다.

이런 일들이 왜 나에게 일어난 것일까.

정말 당뇨병은 치료할 수 없는 병일까.

인슐린펌프 치료의 시작(2주간 입원 중).

인슐린펌프 치료 전에는 혈당이 도무지 조절되지 않았다. 입원 당시만 해도 혈당은 300mg/dl에 달했다. 그러나 인슐린펌프 치료를 시작하면서 정상적으로 유지되기 시작했다.

즉각적으로 혈당이 조절되는 것도 놀라웠지만 더 신기했던 건 통증이 사라진 것이다.

그동안 늘 복통에도 시달리고 있었다. 통증 때문에 잠을 설칠 때도 많았다. 그런데 인슐린펌프 치료를 시작하면서 신기하게 통증이 사라지고 잠도 편하게 잘 수 있게 됐다. 깊은 잠을 자게 되니 아침에 눈을 뜨면 개운함을 느꼈다.

잘 먹고 통증이 사라지면서 마음도 편안해지고 입원하는 2주동안 2kg 정도 살도 쪘다.

당뇨병으로 인해 그동안 급격하게 살이 빠진 이후로 다리에 힘도 빠지고 걷는 것도 힘들었는데 살이 조금씩 붙고 기운이 나다 보니 운동도 하고 몸에 활기가 불어넣어진 것 같다.

내 스스로도 몸이 좋아지는 것을 느끼게 되면서 정신도 밝아졌다.

이제 내가 바라는 것은 비록 1형 당뇨이지만 췌장기능이 회복되어서 2형 당뇨가 되는 것이다.

그런 날이 내게도 올 수 있을 거란 희망이 생겼다.

당뇨병 치료담 영상 시청

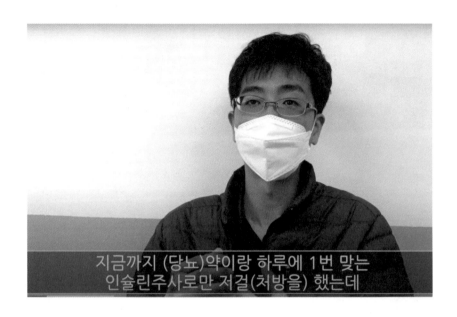

지금까지 (당뇨)약이랑 하루에 1번 맞는
인슐린주사로만 저걸(처방을) 했는데

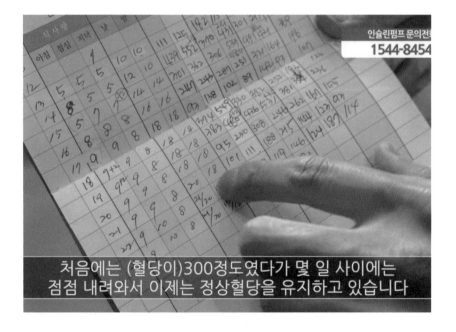

처음에는 (혈당이)300정도였다가 몇 일 사이에는
점점 내려와서 이제는 정상혈당을 유지하고 있습니다

엄마처럼 살지 말자

김영진(53세, 여, 2형당뇨) 인슐린펌프 치료 1년

엄마도 당뇨를 앓았다. 나중에는 기력이 없어서 누워만 지내다 돌아가셨다.

당뇨병을 치료하지도 못하고 세상을 떠난 엄마의 모습을 본 내가 당뇨병에 걸렸다.

'나도 엄마처럼 죽을지도 모르겠구나'

당뇨 진단을 받으면서 내게는 두려움이 먼저 다가왔다.

그러나 나를 더 두렵게 만든 것은 막막함이었다. 암에 걸리면 수술을 해서 완치라는 것이 있고, 어떤 병은 발달한 의학기술로 인해 치료할 수 있는 시대에 살고 있는데 당뇨병만큼은 기술의 발달과는 거리가 먼듯했다.

병원에서는 늘 '치료할 수 없는 병', '완치가 없는 병'이라고 강조해 왔고, 엄마를 보면서도 당뇨 약으로는 치료가 안 된다는 것을 이미 알고 있었다.

또 약은 췌장에서 인슐린을 쥐어 짜내는 것이기 때문에 점점 췌장을 망가뜨린다는 것도 알고 있었다.

병원에서 처방해주기에 당뇨약을 먹긴 했지만 치료를 한다기보다 달리 방법이 없어서 먹었다.

할 수 있는 것이라고는 처방받은 약을 먹고 음식 조절하는 것뿐이었다.

역시나 당뇨병은 점점 심해졌다. 약은 늘어났고, 인슐린주사도 두 종류를 맞았다.

사람들 앞에서 주사할 수 없으니 매번 화장실에 가서 주사를 놓는 것도 여간 불편한 일이 아니었다.

아픈 것도 서러운데 인슐린주사를 하기 위해서 화장실을 찾고, 남들의 시선을 피해 주사하고 있는 내 모습을 바라보면 너무 서러웠다.

그러나 인슐린주사를 맞지 않으면 여지없이 혈당은 400-500mg/dl을 치고 올라갔다.

결국 인슐린을 맞기 위해 화장실을 찾을 수밖에 없었다.

몸도 점점 피곤하고 무기력감에 빠졌다. 무슨 일을 하려고 해도 도무지 열정이 생기지 않았다.

당뇨병으로 인해 내 몸에 나타나는 고통은 한두 가지가 아니었다.

어느 순간 식은땀이 죽 흐르기도 하고, 자고 일어나면 이불이 다 젖을 정도로 땀범벅이 되곤 했다.

때론 머리에 커다란 바위를 이고 있는 듯 무거울 때도 있고, 넋이 나간 사람마냥 멍하게 있을 때도 많았다. 기억력도 점점 안 좋아지고, 온 근육들이 아팠다. 마치 누가 나를 때리는 것만 같았다.

내 몸의 형태도 배만 뿔뚝 나오며 기형적으로 변해가는 것 같았다.

'당뇨가 은근히 사람을 죽이는구나.'

그러나 이건 시작에 불과했다.

본격적으로 합병증이 시작되자 방광염으로 피소변을 보게 되면서 응급실에 3번이나 실려 가게 됐다.

신장에도 빨간불이 켜진 것이다.

인슐린펌프는 친구남편이 인슐린펌프 치료 후 너무 좋다면서 추천을 해서 알게 됐다. 유튜브도 찾아보고 최수봉 교수님의 강의를 들으니 바로 이것이라는 생각이 들었다.

모두들 당뇨병은 치료할 수 없다고 말하지만 당뇨병은 치료할 수 있는 병이었다. 인슐린펌프는 원인을 치료하는 방법이었다.

인슐린펌프 치료 1년 차

정말 너무 좋다. 기력도 넘치고 사람이 생기가 넘친다는 말이 바로 이런 거라는 것을 몸소 느끼고 있다.

인슐린펌프 치료 전에는 기운이 없어 눈은 힘없이 졸린 눈이었는데 눈 빛에서 생기가 넘치고 다리에는 근육도 생겼다.

예전에 느낀 우울감도 사라지고 무기력증 이런 것들이 싹 없어졌다.

먹을 때마다 신이 나고 걸을 때마다 즐겁다.

'혈당?' 이제는 신경 쓰지도 않는다. 그 수치 하나하나 왜 연연하고 사나.

인슐린펌프 치료하면서부터는 혈당수치는 관심도 없다. 몸이 건강해졌는데 혈당수치는 이제 내게 문제 될 것이 아니다.

최수봉 교수는 인슐린펌프를 달고 있으면 혈당수치에 연연하지 말고 무조건 잘 먹는 게 중요하다고 했다. 당뇨환자에게는 영양상태가 가장 중요하기 때문이다. 실제로 그동안 내 몸에 나타났던 당뇨 합병증 증상들이 싹 사라지고 나니 당뇨병 환자에게 잘 먹는 것이 얼마나 중요한지 신뢰가 간다.

이제 나는 합병증에 대한 두려움이 사라졌다.

인슐린펌프를 진즉에 알았더라면 우리 엄마도 달아주었을 텐데 너무 아쉽다. 엄마도 언니도 당뇨병으로 세상을 떠났다.

엄마는 그냥 누워만 있다가, 다리에 근육은 다 녹고 배만 뽈록 튀어나온 상태로 그렇게 허망하게 가셨다.

우리 엄마처럼, 언니처럼 당뇨로 이제는 더이상 소중한 사람들을 잃고 싶지 않다.

우리 인슐린펌프 치료하고 합병증 막자! 우리 엄마처럼 살지 말자!!!

콩나물국밥 한 그릇 다 비웠다

임영화(60대, 여자, 2형당뇨) 인슐린펌프 치료 4년째

영정사진을 찍었다. 조금이라도 살이 더 붙어있을 때 찍어야 보기 좋을 것만 같다.

체중은 35kg. 앙상하게 마른 몸으로 내가 얼마나 버티며 살 수 있을까. 유언장도 미리 적어두었다. 살림도 하나씩 정리를 하며 마무리해 놓았다. 죽을 준비는 다 되었다.

당뇨병은 20년 전부터 앓게 됐다. 친오빠 둘을 당뇨합병증으로 잃고 나서는 당뇨병이 무섭다는 것을 잘 알고 있었다.

당뇨약을 20년동안 먹으면서 췌장이 서서히 망가지고 있다는 것도 이미 잘 알고 있었다. 그때 지인을 통해 만나게 된 것이 '당뇨병 이제 끝!'이라는 책이었다.

하지만 '당뇨병은 절대 안 낫는 병이라고 했는데 당뇨병 이제 끝이라고? 진짜 사기구나!' 생각했다.

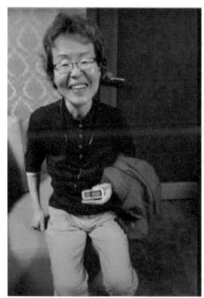
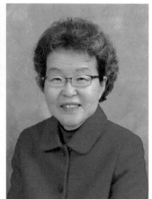

인슐린펌프 치료 막 시작 당시   인슐린펌프 치료 4년 후

그러나 다시 책을 읽으면서 기존의 당뇨병 치료와는 완전히 다르다
는 것을 알게 됐다.

어차피 죽을 몸. 밑져야 본전이라는 심정으로 인슐린펌프 치료를 받
았다.

35kg이라는 몸무게는 그냥 만들어진 것이 아니다. 혈당을 잡기 위해
부단히 노력해서 얻은 비참한 결과이다. 밥 한 그릇은 상상도 못 할 일
이고 먹고 싶은 떡도 입 안에 넣으면 그걸 못 삼키고 뱉어냈다.

현미와 콩을 섞어 밥을 해서 소주잔 1컵만큼 매끼 식사를 했다. 그리고 혈당을 낮추기 위해 하루도 빠지지 않고 몇 시간씩 등산을 했다.

옆에서 지켜보는 남편은 "옛날에는 돈이 없어서 먹고 싶다는 음식 제대로 못 사줬는데 지금은 돈이 있고 사줄 수 있어도 당뇨 때문에 못 먹는다"며 괴로워했다.

몸은 점점 말라갔다. 그래도 체중이 40kg 될 때까지는 추위를 타지는 않았다. 하지만 40kg 이하로 체중이 내려가면서 한 여름에도 내복을 입어야만 했다.

인슐린펌프 치료를 위해 입원을 했을 때다. 병원에서 밥 한 그릇을 주는데 얼마나 눈물이 났는지 모른다.

"정말 이 음식들 다 먹어도 되나요. 이걸 다 먹을 수 있다니 너무 감사해요. 감사해."

계속 눈물이 났다. 밥 한 공기에 고기반찬. 이렇게 마음껏 먹어본 것이 언제이던가. 놀라운 것은 마음껏 먹고도 혈당이 정상으로 유지된 것이었다.

인슐린펌프 치료 전에는 밤마다 남편에게 눈물 흘리면서 하는 이야기가 있었다.

"여보, 나 콩나물국밥 한 번만 먹어보면 소원이 없겠어요."

인슐린펌프 치료 후 제일 먼저 사 먹은 음식이 무엇인 줄 아는가. 전주콩나물국밥이었다.

자주 먹을 수 있는 사람은 모를 것이다. 그 쌀 냄새의 구수함과 시원

한 국물의 맛. 그동안 못 먹으면서 느꼈던 설움이 그 순간 목구멍을 타고 싹 씻겨 내려가는 기분이었다.

인슐린펌프 치료 3년6개월. 지금 몸무게는 50kg. 사람들이 같은 사람 맞냐고 물어본다.

"뼈만 앙상하게 남아 있던 사람이 어떻게 이렇게 건강해질 수 있나요? 인슐린펌프가 좋긴 좋은 것 같네요."

잘 먹으면서 기운도 나고 몸의 이곳저곳 터져 나왔던 통증들도 사라졌다. 혈당은 잘 먹고도 물론 정상이다.

어떤 사람들은 바늘이 아무리 얇다고 해도 배에 꽂는 것이 무섭지 않냐며 인슐린펌프 달고 다니는 것이 괜찮냐고 물어본다.

하지만 배에 바늘이 꽂혀있는지 인식할 수 없을 정도로 불편하지 않다.

만약 조금 불편하다 하더라도 신장이 다 망가져서 혈액 투석하는 것보다는 백배, 천배 낫다.

인슐린펌프 치료를 통해 건강한 삶을 얻을 수 있는데 그 작은 불편함 하나 못 참고서 건강할 수 있기를 바라는 건 정말 욕심이다.

당뇨병 치료담 영상 시청

진정한 행복을 찾았습니다
서현도 (52세, 남, 1형당뇨) 인슐린펌프 치료 2년차

"학생 여러분 행복이 무엇인지 압니까?"

학생들에게 도덕을 가르치고 있다. 인슐린펌프 치료를 시작한 이후 이제야 비로소 학생들에게 진정한 행복을 이야기할 수 있게 되었다.

2011년 갑자기 찾아온 당뇨로 대학병원에 입원했다. 당시 혈당수치는 1000mg/dl이 넘어갔다. 병원에서 전신투석을 진행했고 당시 심폐소생술까지 실시할 정도로 심각한 상태였다. 그 후로 하루에 네 번 인슐린주사를 맞으며 살았다. 그러나 인슐린주사를 맞아도 혈당은 300-400mg/dl을 넘게 치고 올라갔고 그러다 갑자기 저혈당을 동반하면서 힘든 하루하루를 간신히 견디며 살았다.

그러던 중 식이치료로 유명한 모 의료원에 대한 소문을 듣고 그곳에 입원했다. 한 달 정도 입원하면서 현미채식만 했다. 들어갈 때 몸무게는 60kg정도였는데 한 달이 지나자 47kg이 됐다. 거울 앞에 서서 내 모습을 바라보자니 병약한 한 인간이 서 있었다.

형편없어진 몰골을 보자니 이건 도무지 치료라는 생각이 들지 않아 식이치료를 그만두고 집으로 돌아왔다. 그리고 다시 하루에 두 번 맞는 인슐린주사를 시작했다.

여전히 새벽이면 저혈당이 오고 점심에는 운동을 해도 고혈당에 시달려야 했다. 높은 혈당에 대한 스트레스 때문에 음식에 대한 강박관념이 생겨 몰래 단 음식, 음료수를 먹기도 했다. 결국 우울증까지 앓게 되었고 직장생활도 제대로 할 수 없었다.

2011년 발병한 이후 당화혈색소 검사를 하면 보통 8-10%대였고 가장 낮을 때는 6.8%였다. 인슐린주사를 맞아도, 식이요법을 해봐도 혈당은 정상이 아니었고 몸상태는 더 최악이었다.

인슐린펌프 치료는 우연히 유튜브를 보고 알게 됐다. 2020년 2월 인슐린펌프 치료를 시작했다. 인슐린펌프 치료를 시작하려고 췌장기능 검사를 했는데 당시 1형 당뇨판정을 받았다.

내 췌장에서 인슐린이 전혀 분비되지 않는 상태였는데 지금까지 식이조절로 당뇨병을 극복할 수 있다고 생각했다. 참 한심하다.

2011년 발병한 후에 대학병원과 동네 내과에서는 어른이니까 2형 당뇨라고만 했다. 췌장검사는 하지도 않고 2형 당뇨라고 진단한 것이다. '당뇨병 치료에 진심이 아니었던 것인가.' 당황스러웠다.

인슐린펌프 치료를 시작하면서 가장 먼저 느낀 것은 몸이 가뿐해졌을 뿐 아니라 정신도 건강해졌다는 점이다. 일단 음식에 대한 스트레스가 없고, 영양분을 충분히 잘 공급해 기력이 나 운동도 스스로 하게 됐다. 몸에 생기가 돌게 되니 자연스럽게 몸도 정신도 건강해지는 것 같다.

혈당도 눈에 띄게 좋아졌다.

인슐린펌프 치료 시작할 당시에는 당화혈색소가 8.9%였는데 4개월 후인 6월에는 6.4%, 8개월 후인 10월에는 6.2%로 떨어졌다.

인슐린펌프와 연속혈당 측정기를 이용하면서는 혈당 관리를 할 수 있게 됐으며 그사이에 몸무게는 입원 당시 62kg에서 지금은 68kg으로 늘어났다. 직장생활뿐만 아니라 일상생활도 활기를 찾게 됐다.

식이요법으로 치료하겠다고 입원해서 현미채식만 하다 몸무게가 47kg까지 빠진 것을 생각하면 '내 몸에게 참으로 무모한 짓을 했구나' 생각이 든다.

지금은 하루 세 끼를 먹고 싶은 만큼 먹는다. 예전에는 라면은 생각도 못 했는데 가끔 라면도 먹게 되었다. 이게 행복 아닌가 싶다.

당뇨병은 췌장에서 인슐린이 제대로 분비되지 않아 생긴 병이다.

특별히 1형 당뇨는 췌장에서 인슐린이 분비되지 않기 때문에 인슐린 주사를 맞거나 인슐린펌프로 인슐린을 공급해 주어야만 한다. 주사요법은 지속형과 초속형을 병행하며 많게는 하루에 네 번 주사해야 하는데 여간 번거로운 것이 아니다.

하지만 인슐린펌프는 펌프를 통해 인슐린을 주입하기 때문에 고통이 적고 지속적으로 인슐린이 공급되기 때문에 고혈당과 저혈당의 반복으로 인한 몸의 무리가 적다. 특히 인슐린이 거의 나오지 않는 1형 당뇨환자인 나에게 인슐린펌프는 이제 내 몸의 중요한 일부가 되었다.

나는 학생들에게도 인슐린펌프를 자랑하듯 보여준다.

"애들아! 네잎클로버 알지? 우린 보통 행운을 가져다준다고만 알고 있지? 하지만 네잎클로버 입장에서는 남들과 다른 장애를 가지고 있는 거야. 클로버 사이에서는 왕따일지도 몰라. 하지만 남들에게 행운을 가져다주는 거잖아. 비록 남들과는 다르지만 얼마나 멋지고 행복한 일이니. 선생님은 너희들과 다르게 인슐린펌프를 달고 있다. 어쩌면 불행하다고 느낄 수도 있을지 모르지만 난 인슐린펌프를 달고 있는 것이 너무 행복하다. 건강을 회복했다는 자신감과 기쁨. 그것만으로도 얼마나 감사한 일인지 몰라."

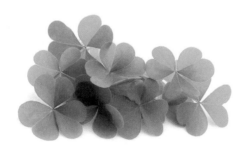

기억력 좋아졌다! 기술자격증도 땄다!

염철희(61세, 남, 2형당뇨) 인슐린펌프치료 2020년 6월 16일 시작

"아니 팀장님 방금 지시하신 내용과 다르잖아요."

"내가 뭘 지시했는데? 난 말한 기억이 없는데?"

"지금 일부러 저한테 그러시는 거예요?"

"아니야. 정말 기억이 없어."

"방금 말씀하신 것도 기억이 안 난다면 딱 두 가지네요. 치매거나 아니면 저를 일부러 골탕 먹이려고 하는 것이거나."

정말 억울했다. 기억이 나지 않았다. 요즘 들어 기억력이 급격하게 둔하 된 것을 느꼈다. 물건을 잃어버리기 일쑤고 팀원들에게 방금 지시한 것조차 금방 잊어버렸다. 아직 50대 초반인데 벌써 치매가 온 것일까? 덜컥 겁이 났다.

회사에서는 진급을 앞두고 있었지만 더이상 직책을 맡아 일한다는 것

은 불가능할 것 같다. 결국 회사에 피해를 끼치고 싶지 않아 사표를 냈다.

　9년 전. 52살에 당뇨판정을 받았다. 진단을 받은 후 동네에서 잘한다는 병원 여러 군데를 돌아다니면서 진료를 받아 당뇨약 처방을 받아 꾸준히 먹었다.

　하지만 처음 진단받았을 때 6.4%였던 당화혈색소는 10.2%가 되었다. 당뇨 약을 열심히 먹었지만 결국 점점 몸 상태는 더 나빠지고 있었다.

　젊어서는 기억력이 좋다는 이야기 많이 들었는데 당뇨에 걸린 후로는 점점 깜빡깜빡하는 일이 많아졌다.

　당뇨병에 걸리면 망막증이나 신장질환이 생기고 성기능이 없어진다는 정도만 알고 있었지 치매가 왔나 싶을 정도로 기억력이 떨어질 것이라고는 생각도 못 했다. 심각한 기억력 감퇴는 우울증까지 가져왔다.

　병원에서는 결국 인슐린주사 치료를 시작하자고 했다. 주삿바늘을 스스로 내 몸에 꽂는다고 생각하니 너무 비참하다는 생각뿐이었다. 다니던 병원에는 시간을 달라고 하고 인슐린주사 처방을 받지 않고 나왔다.

　그리고 유튜브를 통해 당뇨치료 방법을 찾기 시작했다.

　수많은 인슐린펌프 치료 환자들의 사례를 보면서 현존하는 당뇨치료 방법 중에는 이것밖에는 없겠다는 확신이 들었다.

　다니던 병원에 가서 "인슐린펌프 치료를 받고 싶다"고 말했다. 하지만 동네의사는 학회에서 인정을 안 한다며 부정적으로 이야기를 했다.

하지만 유튜브에 나온 수많은 환자들의 진정성 있는 이야기를 들으면서 인슐린펌프 치료가 더 진실하다는 생각이 들었다.

인슐린펌프 치료의 시작. 예상은 적중했다. 인슐린펌프 치료 시작 3일 차 되는 날부터 확실하게 느낄 수 있었다. 당뇨병에 걸린 후로는 눈이 점점 침침해서 늘 눈을 비비곤 했다. 길을 가다가도 흐릿해진 시야 때문에 종종 넘어지거나 부딪히기가 일쑤였다. 그런데 안개가 걷힌 것이다. 온 세상이 선명하게 눈 속으로 들어왔다. 그 느낌을 잊을 수가 없다. 머릿속에 꽉 찬 그림자도, 마음의 먹구름도 함께 걷힌 그 상쾌한 기분.

그다음 경험하게 된 것은 피곤으로부터의 해방이다. 당뇨약을 먹을 때는 늘 피곤했다. 쉬는 날은 종일 잠을 자도 피곤이 좀처럼 풀리지 않았다. 홍삼정을 먹어도 소용없었다. 그런데 인슐린펌프 치료 후 아침에 눈을 뜨면 몸이 가뿐하다.

인슐린펌프 치료를 시작한 이후 시간이 갈수록 점점 몸 상태가 회복되고 있다는 것을 확실하게 느낄 수 있었다.

펌프 치료 전에는 동네 주치의가 자신도 아침에 토마토 하나만 먹고, 점심에는 청국장, 저녁에는 굶는다면서 내게도 이렇게 먹을 것을 권했었다. 이렇게 못 먹고 스트레스 받아서 병에 걸리느니 차라리 잘 먹고 죽는 게 낫겠다 싶을 정도였다.

하지만 인슐린펌프 치료는 삼겹살, 닭고기 등 먹고 싶은 것 마음껏 먹어도 되고 혈당도 정상적으로 나오니까 얼마나 좋은지 모른다.

인슐린펌프 치료 3개월 정도 지난 후부터는 기억력도 점차 회복됐다. 퇴사 후 새로운 일을 준비하며 기술 자격증 공부를 하고 있었다. 당뇨로 인해 감퇴 된 기억력으로 공부를 한다는 것은 쉽지 않았다.

그러나 인슐린펌프 치료 후 기억력도 회복되면서 이번에는 기술자격증도 취득하게 됐다.

인슐린펌프가 새로운 인생을 내게 선물해 준 것이다.

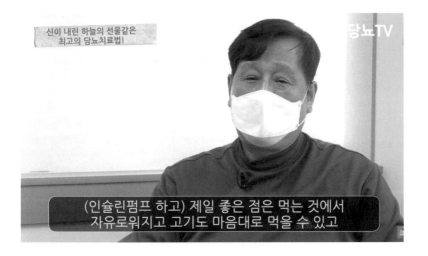

신이 내린 하늘의 선물같은
최고의 당뇨치료법!

당뇨TV

(인슐린펌프 하고) 제일 좋은 점은 먹는 것에서
자유로워지고 고기도 마음대로 먹을 수 있고

당뇨병 치료담 영상 시청

운동만 하다 죽으라는 것인가!

김수란(62세, 여, 2형당뇨) 인슐린펌프 치료 1주일

사물이 빙글빙글 또 움직이기 시작했다. 어지러움이 시작됐다.

당뇨는 10년 전, 50대 초반에 알게 됐다. 당시에는 120-130mg/dl 정도였다. 특별히 아픈 곳도 없었기 때문에 병원에서 처방해준 당뇨약으로도 큰 불편함을 느끼지 못했다.

하지만 해를 거듭할수록 혈당은 점점 올라가고 먹는 당뇨약의 양도 점점 늘어만 갔다. 치료를 하기 위해 병원에 갔고 나름대로 노력을 했지만 시간이 지날수록 몸이 좋아지는 것이 아니라 계속 망가지는 것을 느꼈다. 급기야 최근 2-3년 전부터는 힘이 쭉 빠지며 기력이 없어지고 간수치가 올라가 병원에 입원하길 여러 차례.

그리고 1년 전부터는 왼쪽 귀에 혈관성 이명, 오른쪽 귀에 이석증까지 왔다. 어지럼증과 구토증은 잠을 못 자도록 24시간을 깨워 정신이 혼미한 상태였다. 이비인후과에서도 혈당관리를 잘 해야 한다며 아무리 이비인후과 약을 써도 혈당조절이 안되면 효과가 없다고 했다. 게다가 약부작용으로 설사까지 동반되어 온몸이 점점 고통 속으로 빠져드는

것 같았다. 정말 사는 게 사는 게 아니었다.

하지만 병원에 가면 의사선생님은 "왜 운동 안 하냐. 왜 식이요법 안 하냐"는 말만 되풀이했다.

'내가 관리를 잘못해서 당뇨병이 나빠지는 것인가? 의사선생님이 제대로 치료해 주지 못하는 건 아닌가?'

마치 환자가 관리를 제대로 안 해 질병을 키운 것처럼 대하는 것 같아 불쾌했다.

그러나 당뇨병을 앓아본 사람은 알 것이다. 운동하는 것 자체가 얼마나 육체적으로 힘든 일인지. 그나마 작년까지는 어떻게든 운동도 할 수 있었다. 그러나 올해부터는 가다가 주저앉기를 반복할 정도로 걷는 것 자체가 쉽지 않았다.

'쓰러지면서도 운동을 해야 하는 것인가? 아무래도 의사는 나보고 운동만 하다 죽으라고 하는 것만 같다.'

나는 스스로 굉장히 의욕적이고 활기찬 사람이라 생각했는데 점점 아무것도 할 수 없는 무기력한 상태가 되니 심적인 우울감도 같이 동반됐다.

이러다가 그냥 누워만 있다가 합병증 오고 인슐린 주사 맞고 죽는 날만 기다리는 것인가 하는 생각이 날마다 엄습했다.

인슐린펌프는 유튜브를 보고 알게 됐다. 이제 인슐린펌프 치료 1주일. 이미 유튜브를 통해서도 인슐린펌프에 대해서 잘 알고 왔지만 입원하는 동안 인슐린주사와 인슐린펌프는 완전히 다르다는 것도 알게 됐다. 췌장을 회복시킨다는 영상을 보고 당뇨병 치료가 바로 이것이구나 하는 생각을 갖게 됐다. 췌장이 회복되면 당연히 혈당도 조절되기 때문에 기존과는 완전히 다른 치료가 될 것이라는 기대감이 생겼다.

기대감 만큼 실제로 1주일이라는 짧은 기간이지만 인슐린펌프 치료가 좋다는 것을 느끼고 있다. 혈당이 점점 안정화된 것은 물론이고 빙글빙글 도는 횟수가 줄어들었다.

기력도 조금씩 회복되고 있다. 느낌이 좋다. 아무래도 조만간 이명증도 사라지고 건강을 온전히 회복할 수 있을 것만 같다.

탁은옥 죽기로 결심하다
탁은옥(66세, 여, 2형 당뇨) 인슐린펌프 치료 10년

소주 두 병을 들고 주문진 밤바다를 향해 걸어갔다. 더이상 이렇게는 살 수 없을 것 같다.

'나는 죽어야겠다.'

작은 배에 홀로 탔다. 더욱 짙게 내려앉는 어둠, 바람은 차디찼다.

곧 실명할 것이라는 이야기를 들었다. 당뇨합병증으로 눈이 침침하고 시야가 뿌옇게 흐려졌었는데 이제는 앞을 보지 못한다는 것이다.

당뇨병은 38살에 진단받았다. 의사의 처방에 따라 당뇨 먹는 약도 열심히 먹고 식이요법도 열심히 했다. 하지만 혈당은 도무지 잡히지 않았다. 먹는 약은 점점 늘어가고 인슐린주사도 맞았다. 그래도 혈당이 300-400mg/dl. 먹는 것을 더 줄이고 더 줄였다. 이제 먹는 것 자체가 무서운 상태에 이르렀다. 몸은 점점 말라갔다. 32kg. 브레이지어도 학생 것을 착용할 정도였다.

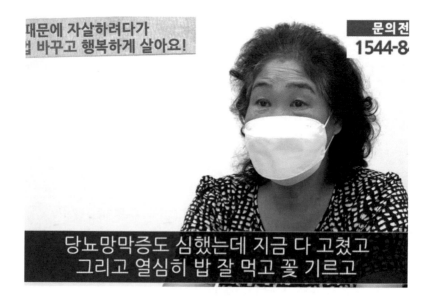

당뇨망막증도 심했는데 지금 다 고쳤고
그리고 열심히 밥 잘 먹고 꽃 기르고

먹는 것도 없는데 혈당은 왜 올라가는 것일까. 약을 먹어도, 인슐린 주사를 맞아도 왜 치료가 되지 않는 것인가.

좌절과 절망은 우울증으로 이어졌다. 당뇨병이 온 후 우울증과 공황장애 고통까지 함께 겪게 됐다. 게다가 실명이라니. 나보고 그냥 죽으라고 하는 것 같다.

온몸이 성한 곳이라고는 찾아볼 수 없었다.

신장도 망가지고, 생식기 안으로 종기가 나서 걸어다니는 것조차 힘들었다.

종아리는 뜨거웠다 무릎이 뜨거웠다 허벅지가 뜨거웠다 열기가 온몸으로 돌고 나면 미칠 것만 같았다.

'이대로 살 수 있을까.'

나는 더이상 살고 싶지 않았다.

어두운 밤바다. 배에 올라서서 소주를 마시기 시작했다. 짙은 어둠 속에서 불어오는 차가운 바닷바람은 작은 배를 요란하게 흔들어 댄다.

'삐걱삐걱 삐걱삐걱'

갑자기 공포가 나를 덮치기 시작했다.

'여기서 죽으면 물고기밥 밖에 안 되겠구나.'

나는 결국 죽지도 못하고 집으로 돌아왔다.

'어떻게 죽어야 할까. 농약을 먹고 죽어야 하나'

날마다 죽을 생각으로 온 머릿속이 가득찼다.

살아있음이 고통 자체였던 내게 동생이 하루는 서울로 올라오라고 전화가 왔다. 서울에 유명한 안과를 가보라는 것이었다.

그러나 그곳에서도 내가 들을 수 있는 이야기는 희망이 아닌 절망 그 자체였다. 방법이 없다는 것이었다.

아무래도 죽는 것 밖에는 방법이 없겠다 생각하고 택시를 타고 돌아오는데 운전기사가 내게 말을 건넸다.

"사모님은 세상 다 등진 사람 같네요."

"아저씨 나 자살하려고 그래요. 당뇨합병증인데 실명된다고 하잖아요."

"아이고. 절대 그런 소리 하지 마세요. 최수봉 교수한테 가면 당뇨합병증도 치료될 수 있다고 하는데 무슨 그런 끔찍한 소리를 합니까. 저도 당뇨합병증으로 엄청 고생했는데 인슐린펌프 치료하고 이렇게 좋아졌어요. 한 번 가보세요."

택시기사는 자신이 차고 있는 인슐린펌프를 보여주었다.

하지만 '저 작은 기계를 통해서 당뇨합병증이 좋아질 수 있는 것일까. 실명을 막을 수 있는 것일까'라는 의구심이 남아 있었다.

그래도 '한 번 가보자. 최수봉 교수를 한 번 만나보자' 생각하며 찾아갔다.

사실 눈도 잘 안 보이고 삶에 의욕도 없었던 내게 인슐린펌프 사용방법을 배우는 것도 당시에는 의미 없는 일이었다.

그런데 인슐린펌프 치료한지 1주일 되었을 무렵이었을까.

몸에 기운이 나기 시작했다. 사람이 먹는 기쁨이 얼마나 큰가. 혈당 때문에 음식에 대한 두려움이 있었지만 인슐린펌프 치료는 매 끼니마다 쌀밥 한 공기에 고기반찬이 올라왔다. 잘 먹으니 기운이 나고, 기분도 한결 좋아지는 것을 느낄 수 있었다.

시간이 지날수록 점점 몸은 좋아졌다.

질 속에 있던 종기도 자연스럽게 고름이 터져서 아물게 됐다. 신장도 좋아졌다. 몸이 좋아진다는 느낌뿐 아니라 실제로 건강해졌다.

무엇보다 처음에는 시야를 가리던 안개가 걷히더니 당뇨망막증이 없어져 실명은 커녕 글자나 사물을 이전보다 더욱 선명하게 보게 됐다.

기적을 직접 경험하게 될 줄은 상상도 못했다.

기적을 맛보고 나니 좌절이나 우울함이 더 이상 나를 덮치지 않았다.

인슐린펌프 치료한지 벌써 10년이 됐다.

지금 나는 안경을 쓰지 않아도 책을 볼 수 있고, 아름다운 산을 볼 수 있으며, 귀여운 강아지를 볼 수 있다.

인슐린펌프 치료 전에는 아무리 비싼 안경을 맞춰도 소용이 없었다. 눈앞에 어둠만 가득했던 내게, 실명의 두려움이 코앞에 있었던 내게 인슐린펌프는 세상을 더 아름답게 보고 행복하게 볼 수 있는 눈을 주었다.

당뇨병 치료담 영상 시청

당뇨약은 조금도 나를 낫게 하지 않았다

양○○(68세, 여, 2형당뇨) 인슐린펌프 치료 7년

2008년도에 당뇨병을 앓고 나서 당뇨약을 처방받아서 먹고 있었다. 당시 주치의는 당뇨약과 식이요법, 운동요법을 권했다. 하지만 2-3년이 지나자 살이 빠지더니 기운도 없고 몸이 망가진다는 것을 느꼈다.

그러다 TV에 인슐린펌프 치료 사례자들이 나오면서 "먹으면서 당뇨병 치료할 수 있다"고 하는 이야기를 들었다.

잘 먹으면서 치료할 수 있다는 말이 왜 이렇게 달콤하게 들리는지. 당시 주치의에게 "인슐린펌프 치료받고 싶다"고 말했다. 하지만 "그럴 리 없다"면서 못 가게 했다.

그래서 주치의에게 "선생님은 매번 제가 잘 먹지도 않는데 혈당수치는 안 떨어진다고 말하면 무조건 많이 먹어서 그런다고 야단만 치시고 운동하라고 하지 않았습니까? 나는 기운 없어서 운동도 못 하겠습니다"라고 따져 물었다.

그랬더니 "그래도 계속 당뇨약으로 해보자"고 권하길래 "당뇨약을 지금껏 먹어도 나아지지 않았습니다. 난 인슐린펌프 치료 받겠습니다"고 말하고 나왔다.

　TV에서 환자에게 치료방법을 선택할 권리가 있다는 말을 듣고 난 후 "그래 내가 꼭 이 병원에만 갈 필요 없지. 내 몸을 치료해 줄 수 있는 확실한 치료방법을 찾아야지"하고 인슐린펌프 치료를 하게 된 것이다.

　인슐린펌프 치료를 위해 입원을 하니 정말 쌀밥이 나왔다. 삼겹살도 먹을 수 있었다. 그것도 마음껏 양껏 먹을 수 있었다. 잘 먹으니 스트레스도 해소되는 기분이다.

　일주일 입원하는 동안 3kg정도 살이 붙었다. 살이 찌고 나니 운동할 기력도 나고 체력이 좋아지는 것을 느꼈다. 기운이 나니 기분도 같이 좋아졌다.

　세상에 얼마나 맛있고 먹을 것이 많은가. 사람이 과일도 먹고, 고기도 먹고 살아야 하는데 당뇨환자들에게 무조건 먹지 말라는 것은 그 자체가 스트레스이다.

　그렇다고 혈당이 높은가? 인슐린펌프 치료를 하면서 잘 먹어도 혈당은 정상이다. 당뇨약을 먹었을 때는 안 먹어도 혈당이 높았다.

　이제 인슐린펌프 치료한 지 7년 정도 되어 간다. 지금 당화혈색소는 5.7%. 콩팥기능도 좋다는 이야기를 들었다. 인슐린 주입량도 점점 줄여나가고 있다.

　인슐린펌프 치료를 택한 것은 정말 내 인생 최고의 탁월한 선택이다.

최수봉 교수는 환자가 의사를 바꿀 권한이 있다고 했다. 정말 맞는 말이다. 좋은 의사, 좋은 치료방법을 선택할 권리는 환자에게 있다.

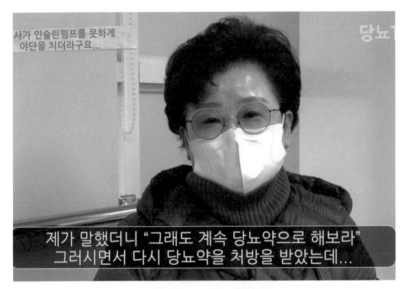

당뇨병 치료담 영상 시청

내 몸의 먼지를 탈탈 털어낸 기분
김성정(59세, 여, 2형 당뇨) 인슐린펌프 치료 2개월

몇 년 동안 묵혀두었던 집안정리를 했다. 장롱 속에 박혀 있던 옷들, 집안 구석구석 쌓여있는 먼지들을 털어내고 깔끔하게 정돈을 했다.

불과 몇 달 전만 해도 집안을 정돈한다는 것은 상상도 못 한 일이다. 최근 몇 년 동안 내 몸은 머리끝부터 발끝까지 어느 곳 하나 성한 곳이 없었다.

몸은 아프고 정신은 늘 복잡해서 어지러웠다.

'내가 갑자기 왜 이러는 것일까. 죽을 때가 다 된 것일까.'

올해 초 당뇨라는 것을 처음 알게 됐다. 하지만 몸의 증상으로 봤을 때는 2년 전부터 시작된 것 같다.

갑자기 다리근육에 힘이 쫙 빠지더니 쭈그리고 앉았다 일어나면 털썩 주저앉게 됐다. 일주에 2-3일은 자다가 쥐가 나서 잠을 제대로 이룰 수도 없었다.

내 몸에서 일어나는 여러 고통은 이뿐이 아니었다. 눈은 늘 뻑뻑해서 수시로 인공눈물을 넣어야 했고, 특히 왼쪽 눈이 심해 안과를 다녔지만 소용이 없었다.

손발이 저리는 건 기본이고 정신은 늘 멍한 기분. 말하는 것도 어눌해진 것 같아 내 스스로가 매우 짜증났다.

이뿐 아니라 여성의 생식기 내부가 쓰리고 아파서 걷는 것조차도 고통스러웠다.

처음에는 산부인과 문제인 줄만 알고 열심히 처방해준 약을 먹고 연고를 발랐지만 그때뿐이었다.

어떨 때는 너무 쓰리고 따가워서 항문까지 통증이 왔다. 이거저것 소독도 하고 약을 바르고 별짓을 다해도 소용이 없었다. 그래서 휴지의 형광물질 때문에 그런가 하고 무형광 제품 등을 찾아서 바꿔도 보았다. 그러나 다 소용이 없었다.

이렇듯 온몸에서 고통의 신호를 보내지만 이것이 당뇨 때문이라는 생각을 전혀 못했다.

병원 응급실에도 실려간 적도 있고 건강검진도 받았지만 그때마다 중성지방이 높다는 이야기만 들었지 당뇨라는 말은 들어보지 못했었다.

그러다 올해 초 당화혈색소가 12.5%, 공복혈당이 280mg/dl, 식후 2시간 혈당이 600mg/dl이 나오면서 당뇨라는 것을 알게 됐다.

병원에서는 메트포르민, 아마린 등 당뇨약 세 가지를 처방해 주었다. 그런데 이 약을 먹으니 2-3일에 한 번씩 저혈당이 오면서 식은땀이 나고 벌벌 떨리는 등 정신이 하나도 없었다. 살도 무섭게 찌기 시작하더니 한 달만에 5kg 이상 찌기 시작했다.

그래서 다음에는 메트포르민만 먹었다. 그리고 식단조절을 같이 하기 시작했다. 혈당은 좀 떨어지는 것 같았다.

하지만 내 몸에 나타나는 여러 합병증 상황은 점점 더 심각해졌다.

치주염이 생기면서 이빨마져 갑자기 전부 쑥 빠져버렸다. 결국 임플란트를 했다.

처음에는 단순히 노화로 그런가 보다, 남들보다 조금 일찍 노화가 시작되나보다 생각했다.

그러나 몇 년 사이 갑자기 일어난 내 몸의 상황들은 우울하게 만들었고 결국 집 안에 나를 스스로 가두게 됐다. 손끝하나 움직이기 힘들 정도로 점점 몸도, 마음도, 병도 무거워져만 갔다.

끝없이 꺼져만 가던 중 인슐린펌프 치료는 반신반의로 시작하게 됐다. 많은 환자들의 인슐린펌프를 통한 당뇨치료, 당뇨합병증 치료의 이야기를 들었지만 온전히 믿기지는 않았다.

그래도 '한 번 해보자. 그냥 이대로 내 몸을 버릴 수는 없지 않은가' 하는 심정으로 시작했다.

그런데 정말 신기하다. 나는 분명 당뇨병을 치료하기 위해서 시작했는데 그동안 남들보다 노화가 빨리 와서, 죽을 때가 되어서 아팠다고 생각했던 모든 질병들이 신기하게 없어졌다.

당뇨 합병증이라는 것이 이런 것이구나. 머리끝부터 발끝까지 모세혈관이 흐르는 모든 곳에 문제가 생긴다고 하더니 그동안 아팠던 것이 당뇨로 인한 것임을 알게 됐다.

여자들이 겪는 생식기 문제, 손발 저림 문제, 어지러움도 사라졌다. 이제 눈도 뻑뻑하지 않아 인공눈물을 쓰지 않아도 된다.

이렇게 모든 문제들이 한 번에 해결될 거라고는 생각도 못했는데 신기할 따름이다.

오랜만에 집안 대청소를 했다. 먼지를 털고, 묵은 때를 닦아내고, 버릴 것들을 정리했다. 이제 몸에 기운이 나기 때문에 먼지를 탈탈 털고, 묵은때는 박박 닦아내고, 무거운 짐도 거뜬히 들어 정리할 수 있게 된 것이다.

음식도 지금은 가리지 않고 잘 먹고 있다. 인슐린펌프 치료 전만 해도 녹두, 현미가 70%, 쌀은 30%로 해서 먹으면서 혈당을 조절했다. 물론 당시에는 먹는 것을 가려 먹으니 혈당은 조절되는 것처럼 보였다. 그러나 쌀밥만 먹거나 조금만 음식을 더 먹으면 여지없이 혈당은 고공행진을 했다.

결국 적게 먹고 혈당을 유지하기는 했지만 몸상태는 여기저기서 누수가 나고 있었던 것이다.

지금은 인슐린펌프 치료 2개월째. 쌀밥에 고기반찬, 먹고 싶은 것 잘 먹고 있으며 혈당도 96-150mg/dl 사이로 매우 정상적이다. 먹는 것도 자유롭지만 무엇보다 그동안 나를 괴롭혀 왔던 아픔으로부터 해방되었다는 것은 너무나도 기쁜 일이다.

　이제 그동안 미뤄두었던 그림 작업을 다시 시작하려고 한다. 내게 다시 삶을 허락하게 해 준 인슐린펌프가 너무 고맙다.

아침에 텐트를 친 날

윤인규 (57세, 남, 2형 당뇨) 인슐린펌프치료 2020년 9월 10일 시작

아침에 눈을 떴다. 나의 아랫부분이 부풀어 있는 것이 느껴졌다. 웬일인가. 인슐린펌프 치료를 시작하고 다음 날 아침에 텐트를 쳤다. 놀랍다.

당뇨병을 앓고부터 자신감을 잃은 지 오래다. 도무지 부풀어 오르지 않았다.

아내와의 관계도 쉽지 않았다. 아내는 굉장히 자존심이 상한다고 했다. 하지만 솔직히 아내 자존심보다도 내 스스로가 더 자존심 상했다.

'내가 이렇게 힘을 잃어버린다고?!'

아내는 당뇨에 좋다는 음식을 늘 해 주었을 뿐 아니라 남자에게 좋은 음식을 정성껏 준비해 주었다. 그러나 이런 음식도 다 소용이 없었다.

성공하지 못한 후 아내는 내게 화를 자주 냈고 이렇게 몇 년동안 관계를 맺지 못하자 아내는 내게 이혼을 요구했다.

당뇨병으로 혈당은 좀처럼 잡히지 않고, 늘 피곤하고 무기력한 삶이 지속되었다. 이런 내 상태를 전혀 이해하지 못하는 것 같은 아내가 원망스럽다.

그래도 우리가 함께 한 시간이 있는데 이혼을 요구하다니.

스트레스가 더욱 가중되어서 그런 것일까.

혈당은 더욱 올라갔다. 먹는 당뇨약의 숫자는 점점 올라갔다. 하지만 혈당은 300-400mg/dl씩 올라간다.

아 이렇게 사람의 인생이 점점 사그라지는 것인가 하는 생각이 머릿속을 떠나지 않았다.

우울해하는 내게 친구가 인슐린펌프 치료를 권했다. 사실 만사가 귀찮았기 때문에 인슐린펌프 치료를 한다는 것도 내게는 귀찮은 일이었다.

그런데 친구가 살짝 내게 귀띔을 해 주었다.

"아침에 눈 뜨는 것이 즐거울 거야."

정말 그럴까. 인슐린펌프 치료를 시작하고 다음날. 병원에서 나는 너무 놀랐다. 내 팬티가 봉긋하게 솟아올라 있는 것이 아닌가.

최근 몇 년동안 경험하기 힘든 일이었다. 이제 자신감도 기운도 함께 솟아나는 기분이었다.

당뇨치료 고정관념 깨버려라

전성진(61세, 남, 2형당뇨) 인슐린펌프 치료 2년

"췌장이 2배나 좋아졌네요. 인슐린을 더 줄여야 할 것 같아요."

인슐린펌프 치료를 시작한 지 2년 정도 됐다. 이번에 진료받으면서 신장은 정상범위 안에 들어왔고 당화혈색소도 9.3에서 8.3%로 떨어졌다. 게다가 췌장기능이 2배 이상 좋아졌다는 이야기를 들었다. 췌장에서 이제 자체적으로 인슐린이 점점 잘 나오고 있다는 것이다.

'당뇨병이 치료된다는 것이 이런 것이구나!'

당뇨병을 앓은 지 25년 됐다. 37세라는 젊은 나이에 당뇨가 왔지만 그때는 심각하게 느끼지 못했다. 당뇨에 대한 지식도 없었고 신체 변화도 심각하게 느낄 수 있을 만한 것이 없었다. 그러다 몇 년 지나다 보니 살이 갑자기 너무 빠지면서 당뇨약을 처방받아 먹기 시작했다.

그러나 2년, 3년이 지나면서 점점 먹는 약은 하나둘씩 늘어나기 시작했다.

40대 중반이 되고부턴 인슐린주사를 맞으라고 했다. 50대가 된 후부터는 눈이 점점 침침해지기 심각했다. 시간이 지날수록 몸에서 하나둘씩 나빠지는 증세가 나타났지만 그래도 심각성을 몰랐다.

하루하루 시간이 지날수록 먹는 약은 점점 늘어나고 주사 양도 많아졌다. 몸이 점점 안 좋아지고 먹는 약과 주사 양이 늘어나다 보니 우울증 증상도 심각해졌다.

이런 나의 모습을 본 친구가 인슐린펌프를 추천했다. 친구는 25년 전부터 인슐린펌프 치료를 했다며 몸이 너무 좋아졌다고 소개했다.

하지만 친구의 권유에도 인슐린펌프나 인슐린주사의 차이를 알지 못했고 불편하게 몸에 그걸 어떻게 달고 다니냐면서 인슐린펌프 치료를 생각하지도 않았다.

그렇게 시간이 흘러 2년 전부터는 눈에 실핏줄이 터지기 시작했다. 레이저 시술도 받았지만 실핏줄 터지는 것은 멈추지 않았다. 3개월마다 안과를 다녀도 눈은 점점 더 침침해졌다. 결국 의사는 나중에 실명할 수도 있다는 말을 했다.

'이제 나도 갈 데까지 갔구나.'

신장도 정상수치에서 벗어나기 시작했다.

도대체 어느 수준까지 망가지려는 것인가. 폭주하는 기관차처럼 점점 몸이 안 좋아지고 있었다.

그때 친구가 이야기한 인슐린펌프가 생각났다. 곧장 휴가를 내고 인슐린펌프 치료를 하려고 갔다.

정말 신기했다. 인슐린펌프 치료를 시작하면서 쌀밥을 먹어도 혈당 조절이 너무 잘됐다. 예전에는 인슐린주사를 맞아도 조절이 안 됐는데 너무 신기했다.

당화혈색소도 9.3%에서 8.3%으로 내려갔다. 당뇨약을 먹고 인슐린주사를 맞았을 때는 신장투석 직전까지 갈 정도로 안 좋아졌는데 인슐린펌프 치료 후 신장 수치도 정상범위로 들어왔고 췌장기능도 2배로 좋아졌다. 다리가 저리고 아팠던 증상도 사라졌다. 게다가 망막에서 실핏줄 터지던 것도 스톱 됐다.

인슐린주사나 인슐린펌프 치료가 차이가 없는 줄 알았는데 확실한 차이가 있다는 것을 온몸으로 느끼게 된 것이다.

합병증이 예방된 것은 너무 감사하다. 여기서 당뇨병 완치된다는 것은 사실 바라지도 않는다. 그동안 너무 오랫동안 몸을 망치는 치료를 하고 있었기 때문이다. 하지만 이제라도 나빠지는 증상들이 멈추고 회복되고 있다는 것만으로도 얼마나 감사한지 모른다. 인슐린펌프 치료를 받을 수 있는 것은 세상에 좀 더 살다 오라고 기회를 준 것 같다.

당뇨환자들은 아직 고정관념을 깨지 못하는 것 같다. 인슐린펌프를 차고 다니는 것이 힘들다고 생각하지만 밥을 마음껏 먹어도 되고 혈당 수치는 너무 심각하게 생각하지 않아도 되니 얼마나 좋은지 모른다.

혈당수치 올라간다고 안 먹으면 오히려 부작용이 심하다고 최수봉 교수가 알려주셨다. 인슐린펌프를 달고 나서는 혈당을 너무 심각하게 신경 쓰지 않아도 되며 혈당이 조금 올라가도 잘 먹으면 합병중이 안 온다고 했는데 혈당 신경 안 쓰고 먹었더니 다른 장기도 좋아졌다.

정말 다른 당뇨병 치료와는 하늘과 땅 차이다. 최수봉 교수를 만나서 더 살 수 있다는 것이 감사할 뿐이다.

복시가 사라졌다

김경환(65세, 남, 2형당뇨) 인슐린펌프 치료 2021년 7월 22일 시작

"인슐린펌프 하고 나서 완전히 삶이 달라졌다. 몸 전체가 1000냥이라고 하면 눈이 900냥을 차지한다고 하는데. 세상이 깨끗하고 맑게 보이는데 어떻게 안 좋을 수 있겠나. 아름다운 세상을 선명하게 볼 수 있다는 것은 축복이다."

당뇨는 4년 전 즈음에 판정받았다. 머리가 자주 아파서 검진을 받아보니 당뇨라는 것이다. 그 후로 당뇨약을 처방받아서 먹게 됐다.

당뇨라고 하면 보통 적게 먹고 운동해야 하는 줄 알았기 때문에 인슐린펌프 치료하기 전까지 현미밥만 먹고 야채만 섭취했다.

쌀밥과 고기는 구경조차 하기 힘들 정도로 그렇게 관리를 했다. 하지만 당뇨약을 먹고 있어도 혈당은 300-400mg/dl 이상으로 올라갔다. 공복혈당도 200mg/dl을 넘어섰기 때문에 아침에 혈당수치가 안 좋게 나오면 종일 기분이 우울했다.

직장생활하면서 식당에서 쌀밥이라도 먹게 되면 그날 하루는 혈당을

측정할 생각은 아예 안 했다. 어차피 높게 나올 것이고 높은 혈당수치를 보면 기분이 안 좋아지기 때문이다.

그러다 인슐린펌프 치료하기 한 달 전 즈음 갑자기 사물이 두 개로 겹쳐 보이기 시작했다. 덜컥 겁이 나 눈을 비비고 다시 봐도 여전히 사물이 두 개로 보였다.

아무리 안약을 넣어도 세상은 뿌옇게 보였다. 시야가 흐릿하게 보이다 보니 마치 내 삶에도 먼지가 낀 듯이 갑갑하고 어두웠다.

그러다 우연히 인슐린펌프 치료에 대해 알게 되고 바로 시작했다.

2021년 7월 22일 인슐린펌프 치료를 한 지 40여일이 되었다. 그런데 정말 인슐린펌프 치료 전과 후는 완전히 다르다.

먼저 머리가 안 아프고 인슐린펌프 치료 한 달 후부터는 겹쳐 보이던 복시가 없어졌다. 사물도 매우 선명하게 보이기 시작했다. 머리도 시야도 안개와 먹구름이 걷어지고 맑아진 느낌이다.

그리고 일단 힘이 넘쳐난다. 흰 쌀밥에 끼니마다 고기를 먹고, 운동할 수 있는 힘이 생겨나니 몸은 가뿐해지고 활력이 넘쳐나는 것이다.

특히 고기는 끼니마다 먹는데 물리지도 않고 왜 이렇게 맛있는지 모르겠다.

인슐린펌프 치료 전에는 먹고 싶은 것도 혈당 때문에 무서워서 못 먹어 살도 5-6kg 정도 빠졌는데 지금은 4kg 정도 살이 다시 붙었다. 이제 1-2kg만 더 찌면 매우 좋을 것 같다는 생각이 든다.

이제 시력도 좋아지고 경치가 깨끗하게 잘 보이니 운전하는 것도 불편하지 않다. 세상이 잘 보여 여행 다닐 맛 난다. 맑은 하늘도 보러 다니고, 좋은 구경도 많이 하고 요즘 정말 살맛 난다.

이제 완치가 꿈이다. 간식은 안 먹고, 세 끼 식사는 철저하게 쌀밥과 고기를 잘 먹고, 30-40분씩 집 앞 공원을 거닐면서 운동하고 있다. 좀만 더 열심히 하면 인슐린펌프도 떼어낼 수 있지 않을까.

블루베리 같았던 발톱색 제 색을 찾았다
정재선 (76세, 여, 2형당뇨) 인슐린펌프 치료 2020년 5월 19일 시작

당뇨는 88년도에 처음 알게 됐다. 그러나 당뇨의 심각성을 알지 못했고 당시에는 일을 하니 그냥 피곤한가보다 생각했다.

바쁘게 생활하다 보니 약도 안 먹고 지내다가 당뇨 진단받은 지 10년 정도 후부터 약을 먹기 시작했다. 그런데 갑자기 어느날 이빨이 다 빠져버렸다. 결국 틀니를 하게 됐다. 그리고 약을 먹은 지 10년 후부터는 인슐린주사를 맞게 됐다.

점점 몸이 안 좋아지는 것을 느끼면서는 민들레, 여주, 인삼에 잡곡밥만 먹었다. 그러나 몸 상태는 좋아지는 것이 아니라 점점 더 피곤하고 다리는 날마다 저리고, 눈은 백내장 수술까지 하게 됐다.

이러한 증상들은 당뇨병 환자라면 대체적으로 밟는 증상이려니 생각하고 그냥 받아들이고 살았다.

병원에서는 혈당수치가 높다며 갈 때마다 식단조절하라고 했다. 지금도 먹는 것이 없어 기운이 없는데 나보고 도대체 어디까지 식단조절을 하라는 것인지 이해할 수 없었다.

운동할 기운도 없는 내게 운동하라고 권유하는 의사는 과연 정말 환자의 마음을 이해하고 있는 것일까.

"당뇨는 치료가 안된다, 그냥 관리를 잘하라"는 말을 매번 했기에 그런가보다 생각하며 받아들이며 살았다. 그러나 몸은 심각하게 나빠지면서 우울감까지 찾아왔다.

그러다 우연히 최수봉 교수의 유튜브를 보면서 충분히 당뇨병을 치료하고 건강하게 살 수 있는데 왜 나는 몸을 망치는 것이 당연하다고 생각하며 살아왔는지 후회하게 됐다.

지금이라도 제대로 된 치료를 해보자. 마음먹고 인슐린펌프 치료를 시작했다.

2020년 5월 19일. 인슐린펌프 치료를 시작하고 1년쯤 됐다.

인슐린펌프 치료 전에는 계속 살이 빠져서 49kg 나갔었다. 그러나 지금은 57kg. 얼마나 기운이 나고 활력이 생겼는지 모른다.

예전에는 다리가 저려 마사지를 하고 별짓을 다 해도 잠을 못 이뤘는데 지금은 너무나 잘 잔다. 꿀잠이라는 것이 어떤 것인지 인슐린펌프 치료를 한 후 느끼고 있다.

망막도 좋아졌고 제일 신기한 건 블루베리 색이 되었던 발톱이 정상적인 색으로 돌아온 것이다. 정말 이것까지 좋아질 거라고는 생각도 못 했는데 너무 신기할 정도이다.

인슐린펌프 효과를 보는 건 이것뿐 아니다. 망막도, 다리저림도, 역류성 식도염도 없어졌다. 예전에는 속이 쓰려서 꼭 위장약을 먹어야만 했는데 이제는 그런 것도 없다. 흰밥에, 반찬도 안 가리고 먹고 싶은 것을 잘 먹는다. 그래도 혈당은 정상이다.

아침, 점심, 저녁 식사 후에는 꼭 30분씩 집근처 뚝섬을 걷고 있다.

만나는 사람들마다 얼굴이 너무 좋아보인다고 인사한다.

이렇게 건강한 삶을 살 수 있는데 왜 나는 그동안 나의 몸을 포기하고 살았는지 모른다. 인슐린펌프의 적극적인 치료는 삶의 질을 완전히 바꿔놓았다.

신장도 좋아질 수 있다
김영미(43세, 여, 2형 당뇨) 인슐린펌프 17년 착용

"신장(콩팥)도 많이 좋아졌네."

"얼마 나왔어요?"

"0.9!"

"어머! 웬일이에요. 1점대 아래로 떨어졌네요."

"그렇지. 약간 짜게 먹으면 좋아지는데 짜게 먹었나요?"

"네. 청국장 같은 것도 열심히 먹었어요."

"짜게 먹었구나. 고기도 잘 먹었고?"

"네"

"고기도 잘 먹으니까 신장 수치가 좋아지지"

신장이 좋아졌다는 이야기를 들었다. 한번 망가진 신장이 다시 좋아질 수도 있구나. 인슐린펌프 치료에 다시 놀랐다.

나는 심각한 당뇨합병증으로 눈을 잃어버렸다. 당뇨가 심했을 때는 누워서만 생활했다. 비록 시각장애인이 됐지만 일을 다시 하게 될 것이라는 생각은 할 수도 없었다. 죽을 날만 바라보던 나는 지금은 시각장애인을 위한 인터넷 컨텐츠를 개발하는 일을 하고 있을 정도로 건강한 삶을 살고 있다.

17년 전 최수봉 교수님을 처음 만났다. 당시에는 신장수치가 1.2-1.3이었다. 일반인의 정상 수치는 0.5-1.0이라고 하는데 이번에 0.9가 나온 것이다. 이제 신장수치가 정상인에 가깝게 됐다.

주변의 당뇨환자들을 보면 신장이 많이 안 좋아지는 것을 볼 수 있다. 최수봉 교수를 만나기 전에는 저염식을 했다. 하지만 인슐린펌프치료를 하면서 오히려 교수님이 강조한 대로 짜게 먹고 음식 잘 먹고 고기를 많이 섭취했다. 그랬더니 오히려 신장이 좋아졌다.

진료받는 날. 잘 지내냐고 묻는데 주변에 당뇨로 고생하는 친구들이 생각났다.

"저는 잘 지내는데 제 주변에 사람들은 거의 다 콩팥(신장)환자들로 바뀌었어요."

당뇨약을 먹고 인슐린주사를 맞았던 지인들은 지금 혈액투석을 하고 있다.

나는 인슐린펌프를 달고 있기 때문에 신장이 나빠지지 않고 몸이 좋아지고 있다고 말해주었다.

확실히 알고 있다. 내 주변에 혈액투석하는 당뇨환자들의 당화혈색소는 정상이라는 것을. 그러나 신장수치가 3-4 된다.

정말 안타깝다. 혈당조절한다고 적게 먹는 것이, 그리고 의사들의 말만 믿고 따라가는 것이 너무나 안타깝다.

그들을 보면 당뇨치료를 짧게는 5년, 길게는 10년, 15년. 소아당뇨였던 사람은 60년 된 사람들이다.

안타까운 건 자신의 몸이 나빠지고 있지만 치료방법을 바꿀 생각을 안 하는 것이다. 그저 병원에서 하는 말을 무조건 믿어버린다.

만약 처방받은 치료 방법을 그대로 했을 때 내 몸이 좋아지지 않았다

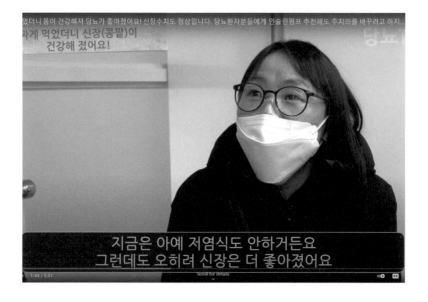

면 분명 네게 맞지 않은 치료이고, 방법을 바꿔야 하지만 결코 바꿀 생각을 하지 못한다.

의사는 치료를 하는 사람이다. 치료방법을 선택하는 것은 환자가 하는 것이다. 하지만 환자들이 치료방법까지 맹목적으로 의사를 믿고 따르는 것을 보면 안타깝다.

아직도 올바른 당뇨치료를 선택하지 못하는 환자들에게 꼭 말해주고 싶다.

"인슐린펌프 치료를 하는 당뇨환자들의 얼굴을 보라고. 그들은 자신감이 넘친다. 음식을 먹을 때도 겁내지 않는다. 활력이 넘치고 즐겁게 사는 당뇨환자들처럼 살고 싶지 않은가."

당뇨병 치료담 영상 시청

나보고 포기하라고?!

권○○(52세, 남, 2형 당뇨) 인슐린펌프 치료 3년

"지금 나보고 포기하라고 했습니까? 당신 의사 맞아? 내 나이가 아직 40대야. 나랑 똑같은 남자면서 어떻게 그런 말을 쉽게 할 수 있어! 당신은 의사 자격도 없는 인간이야!"

경찰공무원인 나는 10년 전, 42세에 뇌경색이 왔다. 이후 당뇨병 진단도 받게 됐다. 경찰병원에서 처방받은 당뇨약을 6년 정도 먹었다. 하지만 혈당수치는 계속 올라가고, 중성지방이 높다고 당뇨병 주치의가 약을 바꿨다. 포도당을 소변으로 빼내는 약이었다.

그런데 이 약을 먹고 나서 발기력이 확 나빠졌다. 살도 급속도로 빠졌을 뿐 아니라 시력도 안 좋아지면서 일지를 쓰거나 보는 것조차 쉽지 않았다. 안경을 벗고, 인상을 있는 대로 찌푸리고, 고개를 멀리 젖혔다 가까이 댔다 하면서 봐야만 겨우 가능했다. 간수치도 올라가고 황달 증세까지 왔다.

솔직히 시력이 나빠지고, 몸이 피곤한 건 견딜 수 있었다. 그런데 발

기가 안 되는 건 정말 자존심이 상했다. 절망 그 자체였다. 그래서 주치의에게 발기가 안 된다고 고민을 말했다.

그랬더니 의사는 "이제 그런 건 포기해야 하는 거 아닙니까!"라고 말하는 것이다. 그때 정말 의사 멱살을 잡고 싶었지만 간신히 참았다.

"지금 나보고 포기하라고 했습니까? 당신 의사 맞아? 내 나이가 아직 40대야. 나랑 똑같은 남자면서 어떻게 그런 말을 쉽게 할 수 있어! 당신은 의사 자격도 없는 인간이야!"

한마디 뱉어내고 집으로 돌아왔다. 그리고 유튜브에서 당뇨병 치료를 검색하기 시작했다. 그렇게 알게 된 것이 인슐린펌프 치료였다.

솔직히 인슐린펌프 치료를 접하고 나서도 꼭 사이비 종교집단 같았다. '환자들이 하나같이 왜 다 좋아진다고 말하지? 당뇨합병증이 예방된다고?' 여러 가지 의혹들이 머릿속을 메우고 있었지만 살은 계속 쭉쭉 빠지고, 처방받은 당뇨약을 계속 먹다간 죽겠다는 생각이 들었다.

한 달 정도 고심 끝에 인슐린펌프 치료를 결심했다.

그러나 병원에 입원해서 인슐린펌프 치료를 하는 동안에도, 퇴원 후에도 불신이 완전히 사라진 것은 아니었다. 여전히 스트레스도 많았고 혈당이 눈에 띄게 좋아지거나 한 것은 아니었다.

그러나 내 경우에는 1-2년 정도 지나면서 서서히 좋아졌다. 인슐린펌프 치료한 지 4년 됐는데 신문을 볼 때도 안경을 안 쓰고도 볼 수 있게 됐고, 일지도 편안하게 작성하고 보게 됐다. 심지어 대일밴드! 대일밴드에 적혀있는 깨알같은 글씨가 선명하게 잘 보인다.

그렇다면 발기? 하하! 아마 남자들은 가장 궁금할지도 모르겠다. 아침에 일어나면 발기가 된다. 성기능이 매우 좋아졌다. 물론 30대 같지는 않지만 아주 좋다. 자신감도 넘치고 활력도 넘친다.

당뇨약을 먹었을 때는 의사가 하라는 대로 적게 먹고 운동하고, 혈당을 줄이려고 얼마나 노력했는지 모른다. 그런데도 남자의 자존심은 무너지고 몸은 몸대로 망가졌다.

그러나 최수봉 교수는 기존의 의사가 말했던 것과는 반대였다. 인슐린펌프를 달고 있으면 혈당 신경 쓰지 말고 무조건 잘 먹으라고 했다.

먹는 것을 좋아하기도 하지만 대식가이기 때문에 사람들은 내가 먹는 양을 보면 당뇨환자라고는 꿈에도 생각을 못 한다. 입에서 당기는 대로 먹는 것에 겁내지 않고 밥도 양껏 먹고, 고기도 먹고 싶은 만큼 가리지 않고 먹는다.

바쁠 때는 컵라면에 햇반, 소시지도 편의점에서 사 먹는다. 혈당쇼크가 오는 건 아닐까 살짝 우려도 됐지만 아무 이상이 없었다.

인슐린펌프를 차고 있기 때문인 것 같다. 만약 펌프 치료가 아닌 당뇨약을 먹을 때 이렇게 먹었다간 벌써 쓰러졌을지도 모르겠다.

활력도 넘치고, 눈도 좋아지고, 피부도 좋아지고, 혈색도 좋아지고 모든 게 좋다. 인슐린펌프 치료 전에는 인슐린펌프 치료 효과를 본 환자들의 이야기를 들을 때 사이비 종교집단 같다고 비판했는데 지금은 직접 겪고 보니 정말 신기할 따름이다. 이건 직접 경험해 보지 않는 이상 아무리 말해도 모를 것이다.

　모든 기능들이 살아나니 자신감도 살아나고 기분도 좋고, 아침에 일어나 일하러 나가는 모든 순간들이 즐겁다.

　인슐린펌프는 내게 용기를 주었다. 인슐린펌프는 나의 든든한 백이다.

이제 마늘 다섯통 먹어도 속 안 쓰려요

최복례(68세, 여, 2형당뇨) 인슐린펌프 치료 3개월

종일 배가 고팠다. 한 숟가락 더 뜨는 것은 마치 죄를 짓는 것만 같았다.

그런 내게 양껏 먹으라고, 마음껏 먹으라는 최수봉 교수의 말 한마디는 위로 그 자체였다. 결국 인슐린펌프 치료를 시작하면서 밥 한 그릇 다 비웠을 때는 눈물을 쏟고 말았다.

5년 전 당뇨병 진단을 받았다. 갑자기 숨을 쉴 수가 없어서 응급실에 실려갔는데 혈당수치가 400mg/dl이 넘는다며 입원해서 치료하자고 했다. 곧바로 인슐린주사를 맞았고 퇴원해서는 당뇨 먹는 약을 처방받았다.

친정식구들도 모두 당뇨가 있었고 합병증으로 고생한 것을 알고 있었기 때문에 마음이 서글퍼졌다.

'나도 이렇게 고생하다가 가겠구나.'

음식을 적게 먹으면 저혈당으로 힘들고, 조금이라도 더 먹으면 치솟

는 고혈당에 힘들고. 병원에서는 잡곡밥 먹어라 운동하라는 이야기만 하고. 답답하기만 했다.

그래도 병원에서 시키는 대로 적게 먹으려고 노력했고 운동하려고 애썼다. 그런데도 5년 정도 되다 보니 이제는 숟가락을 들 힘조차 없었다. 심지어 밥을 먹으려고 하면 입덧하는 사람처럼 헛구역질이 나서 먹을 수가 없었다. 결국 매번 아까운 밥을 버려야만 했다.

그나마 조금이라도 목구멍으로 음식물을 넘기고 나면 속이 쓰려서 위장약은 꼭 먹어야만 했다.

정말 딱 죽고 싶은 심정이었다.

인슐린펌프 치료를 시작한 날에 눈앞에 차려진 고기와 흰쌀밥 한 공기, 각종 밑반찬과 과일이었다. 과연 먹을 수 있을까.

펌프치료 전에 최수봉 교수는 먹던 약을 모두 끊으라고 이야기 했다. 당뇨약이나 지금 내가 먹고 있는 약들이 입맛을 떨어뜨리고 소화가 안 되게 한다는 것이다.

그동안 먹던 약을 쓰레기통에 모두 버리고 인슐린펌프 치료가 시작됐다.

입원한 날부터 퇴원하는 날까지 잘 차려진 밥상을 보면서 나는 눈물을 흘렸다.

'내가 이 밥을 다 먹을 수 있다니.'

사실 1년 전 유방암 수술을 받고 나서 면역력을 키우기 위해서는 잘 먹어야 한다고 냉장고에 고기도 사다 넣어 놓고 이것저것 좋다는 음식들을 채워놓았다. 하지만 도무지 음식을 넘길 수가 없었다. 혈당도 혈당이지만 속이 아파서 그동안 먹을 수가 없었다. 정말 그림의 떡이었다.

그런데 인슐린펌프를 시작하고 나서는 음식을 먹어도 속이 아프지 않고, 위장약을 먹지 않아도 된다. 심지어 매운 음식을 먹어도 아무렇지 않다. 인슐린펌프 치료 전에는 마늘 반쪽도 못 먹었지만 요즘은 하루에 다섯 통이나 먹어도 아무렇지 않다.

그동안 먹었던 약들이 내 위장을 버려놨다는 생각이 드니 아직도 당뇨약을 먹고 있는 형제들이 얼마나 고생하고 있을까 안타까웠다.

세 숟가락도 못 뜨던 내가 지금은 한 그릇을 뚝딱 먹고도 소화를 잘 시키는 이 건강함을 그들도 다시 가질 수 있으면 좋을 텐데 너무나 안타깝다.

근육이 단단해지는 것도 느낄 수 있었다. 잘 먹은 결과 중 하나다. 사실 예전에 다니던 병원 의사들은 혈당을 조절하기 위해서 운동하라고 했다.

그런데 최수봉 교수는 "운동과 당뇨병이 무슨 상관이 있냐면서 종일 운동만 하는 운동선수들도 당뇨병에 걸린다"고 이야기를 했다.

그러면서 "운동은 우리의 근육에 에너지를 넣어주기 위해서 하는 것"이라며 "잘 먹는 것이 제일 중요하고 운동은 먹은 영양분이 우리 몸에 전달될 수 있을 정도로만 하라"고 했다.

이때 과학적이라는 생각이 들면서 신뢰가 됐다. 정말 인슐린펌프 치료하면서 잘 먹고 운동했더니 허벅지 근육이 단단해지는 것을 느낄 수 있다.

몸도 단단해지면서 기력이 나고 삶에 활력이 넘치게 됐다.

내 경우에는 인슐린주입량이 1로 시작했기 때문에 완치도 금방 가능하다는 이야기를 들었다. 췌장이 많이 망가지지 않은 상태여서 인슐린이 내 췌장에서 잘 나오고 있다는 것이다.

1밖에 안 들어가는데 무슨 인슐린펌프 치료를 하냐는 사람도 있다. 하지만 그 1단위라는 수치도 내 몸에서 느낀 변화는 엄청나다. 약을 먹으면서 먹고 싶은 음식도 제대로 먹지 못하고 비실비실하게 살 것인지 하루라도 빨리 인슐린펌프 치료를 시작해서 마음껏 먹고 활력 있게 건강하게 살 것인지! 현명한 선택을 하라고 말해주고 싶다.

거울 앞에 서는 것이 자신있다
김광국(66세, 남, 2형당뇨) 인슐린펌프 치료 1년

하루가 너무나 길게 느껴질 정도로 고단한 일과에 천근만근 피곤한 몸. 내가 요즘 왜 이렇게 힘이 없을까? 왜 자꾸 살이 빠지는 걸까? 이상하다 생각은 했지만 별일 아니겠거니 생각했는데 당뇨였다.

심장이 아파서 병원에 갔었는데 의사가 놀라며 빨리 당뇨약을 먹어야 할 것 같다는 말에 황급히 내과를 찾았다. 그렇게 지금 10년째 당뇨와 함께 하고 있다.

손쓸 새도 없이 심각해진 당뇨 증세. 당뇨 약을 먹기 시작했지만 소용이 없었다. 조금씩 줄던 체중은 급기야 20kg이나 빠져버렸다. 시도 때도 없이 발이 저리고 손끝이 따끔따끔해지는 신경병증 증상까지 나타났다. 신경을 쓴다고 쓰는데도 몸은 점점 더 나빠지고 있다는 신호를 보내왔다.

아침에 일어나는 시간이 가장 괴로웠다. 몸을 일으킬 수 없을 정도로 피로감이 심했고, 물에 젖은 솜처럼 몸이 무거웠다. 얼굴만 봐도 건강이 안 좋은 것을 알 수 있었다. 아침에 일어나면 황달 증상인지 얼굴이 노랗게 떠 있고, 평소보다 얼굴이 새까매져 주변 사람들의 걱정이 이만저만이 아니었다. 살이 쭉 빠지면서 얼굴에 주름이 늘어 누가 봐도 병세가 심각한 환자의 몰골이었다.

이런 내 모습을 거울로 보고 있자니 이대로 가다가는 위험해지는 거 아닐까 불안한 생각이 많이 들었다. 슬픈 예감은 틀리지 않는다는 말처럼 당화혈색소 수치가 9.5%까지 올랐다. 잘못된 식습관이 결정적인 요인이 된 것 같았다. 당화혈색소 수치가 9.5%라니 이러다가는 진짜 큰일 나겠다는 생각에 인슐린펌프 치료를 시작하게 되었다.

인슐린펌프 치료를 시작한 지 1년. 치료 효과는 인슐린펌프를 시작한 지 얼마 되지 않아 바로 나타났다. 정말 모든 것이 달라졌다. 늘 괴롭기만 했던 아침이 상쾌해지고, 머리부터 발끝까지 온몸이 가뿐한 게 컨디션이 정말 좋아졌다. 최근에는 건강검진을 받았는데 결과를 보고 의사가 굉장히 놀랐다. 예전 기록과 대조해 보더니 어떻게 이렇게 좋아졌냐면서 놀랐다. 혈당은 물론 간 수치와 콜레스테롤 수치까지 정상으로 돌아와 지금은 누구보다 건강에 자신이 있다.

체력이 좋아지니 일상생활에도 활력과 의욕이 생겨났다. 먹는 것도 든든하게 충분한 영양분을 섭취해서 그런지 몸의 기능도 점점 더 좋아지는 것 같다. 당화혈색소 9.5%에서 현재 혈당 수치는 식후 117mg/dl. 몸이 좋아졌다는 게 기분 탓이 아니라 실제로 호전된 것임이 증명되는 순간이다.

예전에는 내가 내 얼굴을 보는 게 힘들었다. 일어나서 거울을 보면 얼굴 보는 게 그냥 싫었다. '내가 왜 이러나. 왜 이래야 하나' 마음이 너무 힘들었다. 그런데 지금은 아침에 일어날 때가 제일 신이 난다. 몸도 마음도 가뿐하고 즐겁다.

식사를 제한하지 않고 자유롭게 먹을 수 있어서 그것 또한 참 기쁘다. 쌀밥을 먹을 수 있다는 것도 참 신기하고, 그동안 절대 금지였던 믹스커피도 가끔 마신다. 먹는 것에 자유가 있다는 점 그것이 가장 큰 장점이라고 할 수 있다.

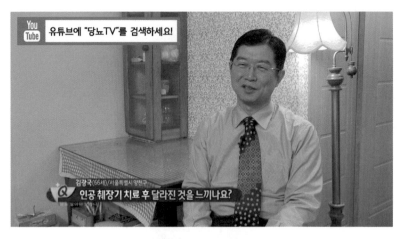

당뇨병 치료담 영상 시청

휑~했던 머리에 머리카락이 자라기 시작
류승환(62세, 남, 2형당뇨) 인슐린펌프 치료 한 달

13-14년 전 즈음 당뇨가 온 것 같다. 건강검진을 통해서 알게 됐고 당시 바로 당뇨약을 처방받아서 먹게 됐다.

하지만 약에 대한 거부감도 있고 해서 당뇨약을 먹지 않고 운동을 하면서 혈당을 조절하기 시작했다. 그러나 운동을 한다고 해서 혈당이 잡히는 것은 아니었다. 당뇨약에 대한 거부감이 있었기 때문에 양약보다는 낫겠지 하는 심정으로 한방병원에서 처방받아 한약을 먹기 시작했다.

그러던 중 다리 골절 사고를 당하면서 체중이 4-5kg 갑자기 빠져 64kg까지 내려갔다. 그리고는 몸도 함께 나빠지면서 좀처럼 회복되지 않았다. 심지어 이빨까지 전부 흔들리는 느낌을 받고 시력도 나빠진다는 것을 느끼면서 덜컥 겁이 났다.

몸이 점점 안 좋다 보니 민간요법을 시도해보자는 생각으로 약초를 캐서 먹기도 했다. 하지만 정말 미련한 짓이었다. 약초를 잘못 먹었는지 위아래로 다 쏟아내면서 하룻저녁에 2kg가 더 빠지고 말았다.

몸은 점점 말라가고 기력은 없어지면서 생명의 불이 희미해지는 것만 같았다.

'당뇨병을 어떻게 치료할 수 있을까.' 찾아보던 중 인슐린펌프 치료를 한 환자의 이야기를 보게 됐다.

32년 동안 인슐린펌프를 달고 사는 분인데 나보다 5살 정도 연배이 지만 얼굴이 훨씬 젊고 건강하게 사는 것을 보게 됐다.

'나도 저분처럼 건강하게 살고 싶다.' 그 마음 하나로 인슐린펌프 치료를 시작했다.

그런데 너무 놀랍다. 인슐린펌프 치료를 시작한 지 한 달 정도 됐는데 벌써 몸에 기력이 넘쳐나고 몸이 회복된다는 것을 느낄 수 있다.

눈에 띄는 확실한 증거는 바로 체중이 회복된 것이다. 62kg까지 내려갔던 몸무게가 원래 체중이었던 68kg까지 다시 회복됐다.

인슐린펌프 치료는 잘 알려져있는 것처럼 잘 먹으면서 치료를 하다 보니 음식을 가리지 않고 잘 먹었다. 쌀밥도 양껏 먹고 고기도 먹고, 야채도 먹는다.

솔직히 고백하면 술은 먹으면 안 되지만 가끔 담근술을 소주잔으로 2-3잔 정도 마시기도 했다. 그런데도 혈당은 정상이고 몸이 피곤하지 않고 회복되는 것을 느낄 수 있다는 것이 정말 기적이다.

인슐린펌프 치료 한 달만에 몰라보게 달라진 내 모습을 보면서 주변에서도 놀라고 있다. 특히 집사람이 가장 좋아한다. 인슐린펌프 덕인지는 몰라도 요즘 '휑~'했던 머리에 머리카락이 나고 있기 때문이다.

손주들도 할아버지가 번쩍번쩍 들어주고 같이 놀아주니 너무 좋아한다. 예전에는 손주들이 찾아와도 기력이 없어서 안아 줄 수도 없었다. 하지만 이제는 손주들을 안고 다녀도 팔이 저린다거나 아프다는 느낌이 안들 정도로 건강해졌다.

주변 지인들도 의욕이 넘쳐 보인다며 구부정했던 자세도 펴지고 생동감이 넘쳐 보인다며 좋아 보인다는 이야기를 많이 한다.

막내동생도 당뇨병을 앓고 있는데 합병증으로 이빨이 모두 빠졌다. 당뇨약을 먹고 있는데 빨리 인슐린펌프 치료를 받으라고 권하고 있다. 직접 경험해 보지 않으면 절대 알 수 없다. 직접 치료를 해봐야만 알 수 있는데 내 이야기 보다 주치의 이야기를 더 신뢰하고 듣고 있는 것 같아 안타까울 뿐이다.

사실 의사들도 인슐린펌프 치료를 알고 있을 텐데 절대로 권하지 않는다. 그저 약 처방해주고 식이요법하고 운동하라고만 이야기한다. 혈당수치만을 보고 환자에게 조절하라고 말하기 때문에 환자들은 혈당이 전부인 줄 안다.

하지만 인슐린펌프 치료를 시작하고 나서 혈당에 너무 신경 쓰지 말라는 이야기를 계속 들었다. 최수봉 교수가 한 이야기 중에 가장 기억에 남는 것은 "내 몸은 내가 가장 잘 아는 것이다. 내가 느끼기에 기운이 넘치고 아픈 곳이 없다면 건강한 것이다"라고 말해 준 부분이다.

예전에는 혈당을 맞추려고 급급했지만 몸이 건강해지면 혈당이 저절로 맞춰진다는 것을 알게 됐다.

물론 지금 내 몸의 상태는 최상으로 가고 있기 때문에 식사 후 20분 정도 운동을 하고 혈당을 재면 100mg/dl 정도로 정상이다.

뽀~얀 내 피부 좀 봐주세요
배금자 (62세, 여, 2형당뇨) 인슐린펌프치료 2018년 6월 시작

억울해 죽겠다. 인슐린펌프 치료를 바로 시작했다면 혈액투석 안 해도 됐을 텐데 너무 늦게 인슐린펌프 치료를 시작했다. 그래도 지금이라도 제대로 된 당뇨병 치료를 해서 얼마나 감사한지 모른다.

당뇨병은 한 20년 가까이 됐다. 42살 되던 해에 당뇨라는 것을 처음 알았다. 처음에는 당뇨약을 먹기 시작했는데 내 몸에서 한 가지씩 한 가지씩 합병증이 생기기 시작했다. 특히 망막 혈관이 터지면서는 많이 힘든 시간을 보냈다.

당뇨약을 먹은 지 6년여 시간이 지났을 때는 혈당조절도 안 될 뿐 아니라 합병증이 심각해지면서 인슐린주사까지 처방받게 됐다. 그러면서 신장은 급속도로 나빠지고 결국 혈액투석을 하게 됐다. 혈액투석은 2006년부터 했으니까 벌써 16년 됐다.

원래 피부가 까무잡잡한 편인데 신장투석을 하니까 살은 더 빠지고 얼굴도 시꺼멓게 변해갔다.

만나는 사람들마다 "얼굴이 너무 안 좋다. 몸 괜찮냐"고 안부를 자주 물었다.

사람들은 걱정해 준다고 하는 이야기이지만 몸이 아프다 보니 걱정하는 소리도 듣기 싫었다. 점점 사람 만나는 것도 꺼리기 시작했다.

어차피 사람들 만나도 먹고 싶은 음식도 제대로 먹지 못하고, 사람들이 챙겨준다고 건네주는 음식을 거절하는 것도 쉬운 일은 아니다. 또 외출하게 되면 인슐린 주사를 챙겨가야 하고 화장실에서 몰래 놓아야 하는 그 기분. 정말 경험해 보지 않은 사람은 그 비참한 심경! 절대 이해할 수 없을 것이다.

결국 점점 사람들을 멀리하고 집에만 있으면서 심리적으로도 점점 우울한 상태가 되었다.

인슐린펌프 치료는 우연히 EBS를 보다 알게 됐고 치료를 시작했다. 당뇨약도 인슐린주사도 다 끊고 오로지 인슐린펌프 치료만 하고 있는데 지금은 왜 인슐린펌프 치료를 이제 하게 된 것일까 억울한 생각이 든다.

처음부터 인슐린펌프 치료를 시작했다면 혈액투석 할 일도 없었을 텐데 그동안의 세월이 얼마나 아깝고 후회되는지 모른다.

의료상식이 있었다면 내 몸을 이렇게 망치지는 않았을 것이다. 그저 병원에서 하라는 대로 당뇨약 먹고, 인슐린주사 맞은 것뿐인데 합병증은 왔고 이렇게 콩팥이 망가져서 투석까지 하게 된 것이다.

하지만 지금이라도 제대로 된 치료를 받을 수 있게 된 것이 얼마나 축복인지 모른다.

원래 신장투석을 오래한 사람들은 얼굴이 거멓게 된다. 나도 인슐린펌프 치료 전에는 얼굴에 핏기가 없이 바짝 마른 장작 같았다. 하지만 지금은 피부가 뽀얗게 됐다.

화장 안 하고 나가도 사람들이 "피부가 좋다. 얼굴이 좋아졌다. 아픈거 좋아졌냐"는 이야기를 많이 한다. 나에 대해서 모르는 사람들은 장애 1급이라고 하면 "얼굴 보니까 아픈데 없어 보이는데 무슨 장애가 있냐?"고 묻는다.

이제 사람들 만나는 것이 즐겁다. 인슐린펌프를 차고 있으니 음식을 가릴 것도 없고, 사람들과 함께 맛있는 음식도 먹을 수 있으니 얼마나 즐거운지 모른다.

사람을 만나면 뭐라도 먹어야 하고, 하다못해 커피라도 한 잔 해야 한다. 인슐린펌프 치료 전에는 이런 작은 것조차 쉽게 허락되지 않았다.

하지만 인슐린펌프 치료는 건강을 주었을 뿐 아니라 행복한 일상을 선물해 주었다.

당뇨병 치료담 영상 시청

병뚜껑 이제 딸 수 있어요
김○○(여, 2형당뇨) 인슐린펌프 치료 한 달

"대박! 이제 병뚜껑 잘 딸 수 있어요!"

"병뚜껑 그까이거 뭐 대수냐"고 말하는 이도 있을 것이다. 그러나 나는 누구나 쉽게 대수롭지 않게 딸 수 있는 이 병뚜껑 하나를 딸 수 없어 건너편 아파트에 살고 있는 딸에게 들고 가서 부탁을 해야만 했었다.

당뇨는 1999년 1월. 23년 전에 진단받았다. 20년 동안 다니던 대학병원에서 진단받고 꾸준히 눈도 검사하고 당뇨약도 처방받아 먹어왔다. 병원에서는 현미밥을 먹으라고 해서 십여년 넘게 현미밥만 먹었고, 채식만 하라고 해서 채식만 했다. 또 운동하라고 해서 출퇴근을 자전거로 할 정도로 병원에서 하라는 대로 성실히 했다.

하지만 혈당은 떨어지지 않았고 병원에서는 당뇨약을 한 알씩 늘리기 시작했다. 그리고 인슐린주사까지 맞게 됐다. 정말 살고 싶은 생각이 안 들었다.

의사선생님이 하라는 대로 약 먹고, 식이요법도 하고, 운동도 했는데 내게 돌아온 이야기는 "이제 곧 눈에서 피가 쏟아질 것입니다. 실명하게 될 것입니다. 돈도 많이 들어갈 것입니다. 준비하세요."

정말 어이가 없었다. 실명할 거라는데 그냥 "선생님 제발 고쳐주세요"라는 말밖에 할 말이 없었다.

내가 20년 넘게 다닌 병원에서 고쳐줘야지 고쳐줄 수 없다고 말하면 안되는 것 아니냐고 절박하게 따져 물었지만 당뇨합병증이라는 설명도 없었고 "치료해 주겠다, 낫게 해주겠다"는 실낱같은 희망도 내게 주지 않았다.

당시 내 몸의 상태는 최악으로 가고 있었다. 조금만 걸어도 숨이 찼다. 다니던 일도 그만둬야 할 정도로 숨이 차 일을 할 수 없었지만 그래도 먹고 살아야 하기에 일은 어쩔 수 없이 계속했다.

보고 싶은 손주들 만나러 딸네 집에 가려면 우리집에서 횡단보도만 건너면 되는 가까운 거리다. 하지만 이 짧은 거리를 '헉, 헉' 거리며 겨우 도착해서도 한참을 소파에 앉아 숨을 골라야만 했다.

딸은 그런 내 모습을 보며 "엄마, 너무 심각하다. 너무 심각해"하며 걱정했다.

방법이 없다. 치료 방법이라도 있으면 좋겠지만 의사는 매번 당뇨약과 인슐린주사만 잔뜩 처방했다.

'오늘은 또 의사가 뭐라고 할까.'

대학병원 대기실에 앉아있으면 심장이 쿵쾅쿵쾅 뛰기 시작한다.

나는 분명 시키는 대로 잘했는데 또 욕먹겠지. 또 약이 늘어나겠지. 이제 치료받으러 가는 것이 아니라 스트레스 받으러 가는 것만 같다.

집에 돌아오면 '어떻게 자식들한테 피해 안 주고 죽을 수 있을까' 그 생각이 머릿속을 꽉 채웠다.

인슐린펌프 치료는 TV를 통해 알고 있었다. 하지만 담당 의사에게 이야기를 하면 "그런 건 소용없다. 당뇨약 먹고 식단조절하고 운동하면 좋아진다"는 말밖에 안 했다.

하지만 이제는 도무지 이 의사의 말을 믿을 수 없다.

'도대체 무엇이 좋아진다는 것인가. 지금껏 20년 동안 시키는 대로 했는데. 선생님이 내게 한 말은 실명할 거라는 말 아니었나.'

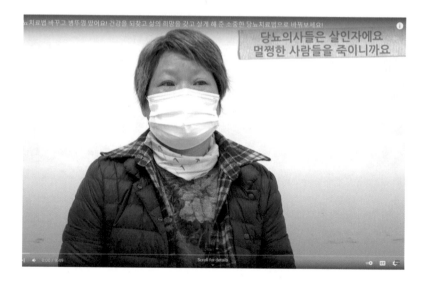

이제 그 누구의 말도 믿을 수 없었다. 그냥 인슐린펌프 치료를 해야 겠다.

2021년 2월 11일. 인슐린펌프를 달았다. 이제 한 달 됐다.

지금 딱 드는 생각은. '와! 나 이제 살 것 같다!'

일단 잠을 잘 때 다리가 쑤셔서 1-2시간은 고통스럽게 뒤척이다가 잤었다. 하지만 그게 사라졌다. 다리에 쥐도 안 나고.

이젠 숨도 안 찬다. 딸네 집에 가서도 '헉, 헉' 거리지 않고 손주 데리고 놀이터도 돌 수 있다. 내 모습을 보고는 딸도 놀라고 있다.

"엄마! 이제 숨 안 차? 세상에 너무 좋아졌다. 엄마 너무 좋다."

"나 이제 병뚜껑도 딸 수 있다! 자 봐봐!"

딸 앞에서 자신있게 병뚜껑을 땄다. 그랬더니 딸이 한 마디 했다.

"대박!"

예전에는 음식을 하기 위해 병뚜껑을 따려고 하면 새 병은 잘 안 열어졌다. 결국 건너편 아파트에 사는 딸네 집까지 들고 가서 따달라고 해야만 했다.

그런데 지금은 내 손으로 열 수 있다.

"정말! 대박이다!"

놀라운 건 한 두 가지가 아니다. 인슐린주사를 맞을 때는 혈당이 높으면 그냥 쓰러졌다. 그런데 인슐린펌프를 하고부터는 혈당이 높아도 멀쩡하다. 그리고 300mg/dl씩 나와도 한두 시간 있으면 자연스럽게 혈당이 정상화된다. 인슐린펌프가 내 몸을 관리해 주기 때문인 것 같다.

내 몸이 이렇게 좋아지고 보니 예전에 내 몸을 망쳐놓은 의사들이 '살인자'라는 생각까지 든다. 멀쩡하게 건강하게 살아갈 수 있는 사람들을 그것도 무료로 죽이는 것이 아니라 비싼 돈 받아가면서 죽이는 사람들 같다.

인슐린펌프는 정말 나를 살렸다. 합병증이 온 다음에 시작해서 늦었다고 했지만 이렇게 좋아졌다. 희망을 가지고 살게 해 준 인슐린펌프! 최고다!

당뇨병 치료담 영상 시청

인슐린펌프 치료 성공하려면!

정○○ (39세, 남자, 2형 당뇨) 인슐린펌프 치료 2년

"인슐린펌프 찼다고 무조건 좋아지는 것은 아닌 것 같다. 40년 동안 인슐린펌프 치료를 해 온 최수봉 교수님이 하라는 대로 해야 확실히 치료될 수 있다!"

의료기 관련 일을 하고 있기 때문에 인슐린펌프에 대해서는 알고 있었다. 당뇨병을 앓고 있었던 터라 의사들에게 인슐린펌프에 대해서 묻곤 했다.

그러면 돌아오는 답은 "뭣 하러 인슐린펌프 하냐", "인슐린펌프 부작용 많다"는 말이었다.

인슐린펌프에 대한 상당히 부정적인 반응들 때문에 당연히 거리감이 있을 수밖에 없었다.

심지어 내게 "인슐린펌프 하지 말고 위절제술을 하라"고 권하는 의사들도 많았다.

하지만 당장 실명 위기에 놓이면서 인슐린펌프 치료를 시작할 수밖에 없었다.

당뇨병은 서른이 넘어가면서 알게 됐다. 눈이 급격하게 나빠지고 몸이 안 좋다는 느낌이 있어서 집에서 혈당측정기로 재보니 300mg/dl을 훌쩍 넘겼다.

당시 아버지도 어머니도 당뇨이고, 동생도 소아당뇨였기 때문에 설마 했는데 나도 당뇨병에 걸린 것이다.

가족들의 당뇨병력을 통해 당뇨병이 얼마나 무서운지 알고 있었지만 젊었기 때문에 무시하고 살았다.

점점 몸이 안 좋다는 것을 느끼고 당뇨가 심해지면서 란투스를 처방 받아 인슐린 주사를 시작했다. 그러나 소용없었다.

그렇게 시간을 흘려보내고 38살이 되던 해였다.

눈이 너무 부셨다. 형광등 조명조차도 눈이 너무 부셔서 눈을 제대로 뜰 수가 없었다.

'안경을 바꿔도 소용이 없군. 안경탓도 아니고 도대체 뭐가 문제인 것일까.'

이런저런 착잡한 마음에 습관처럼 담배 한 개비를 꺼내 물었다.

"캑, 캑"

평소 담배를 필 때도 잔기침은 늘 있었지만 그날따라 유독 기침이 멈추지 않았다.

"캑, 캑" 그러다 갑자기 세게 기침이 나오더니 내 몸에서 '텅!' 하며 울리는 느낌이 났다.

'앗! 앞이 안 보인다.'

덜컥 겁이 났다. 왜 앞이 안 보이는 것일까.

바닥에 한 참 주저앉고 말았다. 다행히 시간이 조금 지나고 나니 서서히 희미하게 사물이 보이기 시작했다.

그때 왼쪽눈 유리체가 파열됐다. 그렇게 인슐린펌프 치료하기 전까지 6개월동안 오른쪽 눈 하나로 살아왔다.

결국 발등에 불이 떨어지자 인슐린펌프 치료를 시작했다. 부모님도 당뇨병이고, 동생도 소아 당뇨이기 때문에 기존 당뇨병 치료 방법으로는 소용이 없다는 것을 알고 있었다. 심지어 동생은 위절제술까지 했지만 몸은 더 심각하게 안 좋아졌다.

내가 선택할 수 있는 길은 인슐림펌프 치료밖에 없었다.

물론 인슐린펌프 치료를 시작하자마자 바로 효과를 본 것은 아니었다. 하지만 1년이 지나면서 눈에 띄게 달라지기 시작했다.

인슐린펌프 치료를 계속하면서 안과에서 눈 주사 치료도 계속 받고 있었다. 하지만 이제 주사치료를 하지 않아도 될 정도로 눈이 회복됐다. 눈 부시는 증상이 사라진 것.

신진대사가 좋아진 것도 느꼈다. 예전에는 소화가 되지 않고 식도염으로 늘 고생했지만 그런 것들이 모두 사라졌다.

물론 당화혈색소도 인슐린펌프 치료 전에는 13%이었지만 인슐린펌프 치료 2년째 된 지금은 6.5%. 정상이다.

솔직히 인슐린펌프 치료하면서도 더 빨리 좋아질 수 있었을 텐데 최수봉 교수님 말을 잘 듣지 않았다.

인슐린펌프만 차고 있으면 자동적으로 좋아지는 줄 알았다. 인슐린 양을 많이 주입했던 것이다. 최수봉 교수는 내 몸의 상태를 봐 가면서 인슐린 주입량을 차차 줄이도록 권했지만 처음에는 무시했었다. 내 생각이 너무 앞섰기 때문에 먹고 싶은 만큼 먹고 간식도 먹으면서 혈당을 정상적으로 유지하려면 인슐린 주입을 높게 유지하고 있어야 한다고 생각했다.

인슐린펌프를 착용하면 저혈당이 올 수 있는데 저혈당이 올 때마다 바로 음식을 먹는 것으로 해결했다.

최수봉 교수는 늘 인슐린 주입량을 줄이라고 강조했지만 이를 무시하고 인슐린을 높게 유지하고 있었던 것이 '인슐린 저항성'으로 오고 말았다.

최수봉 교수는 그때 "뭐하는 짓이냐"며 "인슐린 주입량을 줄이라"고 소리쳤다.

"제발, 혈당 신경 쓰지 말고 인슐린 양 줄이세요! 지금 본인 췌장에서 인슐린 나오는 양이 늘어나고 있으니 제발 좀 줄이세요!"

처음에는 온전히 신뢰하지 못했지만 혼나기 싫어서 일단 믿고 따라 하기로 했다.

그런데 정말 인슐린 주입량을 줄이면서 확실히 몸이 좋아지기 시작했다. 혈당조절이 점차 잘 될 뿐 아니라 눈도 확실히 좋아지고 소화나 모든 기능들이 살아나는 것이었다.

진작 최수봉 교수의 말을 잘 들었어야 했는데 내 자신이 너무 미련했던 것 같다.

췌장의 기능이 살아나고 있음을 확실히 느낀 것은 인슐린펌프를 3일 정도 착용하지 못할 때였다.

'혈당 조절이 안되면 어떻게 하나' 걱정이 됐다. 밥을 먹고 나서 혈당이 300mg/dl까지 올라가나 싶었지만 1시간 지난 후 다시 측정해 보니 정상이 됐다. 내 췌장에서 인슐린이 분비되고 있기 때문에 가능한 일이다.

당뇨병 환자들에게 인슐린펌프를 빨리 시작하라는 이야기는 두말하면 잔소리이다. 인슐린펌프 치료를 시작하고 있는 환자들에게도 꼭 하고 싶은 말은 최수봉 교수를 믿으라는 것이다.

인슐린펌프를 찼다고 해서 자동적으로 치료가 되는 것이 아니라 최수봉 교수 하라는 대로 인슐린 주입량이나 여러 지시사항을 잘 따라 했을 때 건강을 더 빨리 되찾을 수 있다는 것을 나는 확실히 느꼈다.

4개월만에 완치

이○혜(30대, 여성. 2형당뇨) 당뇨초기 인슐린펌프 치료 바로 시작

약 9개월 가량 생리기간이든지 아니든지 계속 피를 쏟았다. 다낭성 난소 증후군이란다. 바지가 다 젖을 정도를 피를 쏟았으니 빈혈이 오는 건 당연했고 그래서 피곤한 거라고 생각했다.

갑상선 기능 저하증에 뇌에는 작은 물혹까지 생겼다. 암센터를 다니면서 다른 검사를 위해 혈액 검사를 하다 공복혈당이 높다는 것을 알게 됐고 당뇨로 판정받았다.

'아직 내 나이 30대인데 당뇨병이라고?'

다니던 암센터에서 '롱 액팅 인슐린', 아침에 한 번만 맞으면 밤까지 유지되는 인슐린을 맞았다.

2주간 이 치료를 받으며 현미밥에 야채 식단으로 치료를 했다. 하지만 혈당은 항상 400mg/dl 이상. 어떨 때는 측정불가가 나오기도 했다.

'내 췌장이 전혀 일을 하지 않는구나' 하는 생각이 들면서 이 치료법이 전혀 내게 도움이 되지 않는다고 느꼈다.

마침 어머니 지인으로부터 인슐린펌프 치료를 소개받으면서 바로 시작하게 됐다.

솔직히 인슐린펌프에 대한 거부감이 전혀 없었던 것은 아니다. 아직 약치료를 시작해 봤던 것도 아닌데 대뜸 인슐린펌프를 차야 한다는 것은 굉장히 '공격적인 치료'로 느껴졌기 때문이다.

하지만 암센터에서 해 준 방법이 전혀 먹히지 않는 상황에서 과감하게 도전해 보기로 했다.

처음 인슐린펌프 치료를 했을 때는 입원 당시 워낙 혈당이 높았기 때문에 인슐린펌프에 들어가 있는 인슐린으로도 모자라 인슐린주사를 따로 맞을 정도였다.

하지만 입원해 있는 동안 급진적으로 좋아지면서 약 4개월만에 췌장의 기능이 정상적으로 회복했다. 완치가 된 것이다.

그리고 인슐린펌프를 뗀 지 약 1년여 시간이 지났지만 췌장의 인슐린 분비량도 정상이고 정상혈당을 유지하고 있다.

빠르게 완치를 할 수 있는 것은 아무래도 아직은 젊은 나이이기 때문일 것이다. 인슐린펌프 치료를 빨리 선택한 것도 도움이 되었다는 생각이 든다.

또 내 경우에는 인슐린펌프와 함께 연속혈당측정기를 사용했다. 연속혈당측정기를 사용하기 전에는 하루에 7번 아침 점심 저녁 식사 전과 식후, 자기 전에 혈당체크를 했다.

그러나 연속혈당측정기는 따로 피를 뽑지 않아도 수시로 내 폰으로 현재 내 몸의 혈당수치를 계속 확인할 수 있다.

따라서 내 혈당이 어떠한 상태에서 갑자기 올라가고 언제 떨어지는지, 무엇을 먹었을 때 올라가고 어떤 운동을 했을 때 내려가는지 쉽게 알 수 있었다.

혈당이 높은 이유에 대한 추론이 가능하다 보니 내 생활패턴, 식습관 피드백이 바로바로 됐다.

한 예로 나는 떡을 매우 좋아한다. 하지만 당뇨병이 있다 보니 마음껏 먹는 것은 안 될 것 같아서 내 생각에는 조금 먹었다. 그래서 괜찮을 것이라 여겼다.

하지만 예상과 달리 혈당이 헐크처럼 변화되는 것을 바로 체크할 수 있었다. 눈에 바로바로 체크가 되다 보니 먹는 것도 조절할 수 있게 되고 혈당도 잘 관리할 수 있게 됐다.

혈당이 4개월여 만에 정상이 되고 췌장의 기능도 회복하면서 인슐린펌프를 뗐다. 물론 몸 상태는 이전보다 피곤한 것도 사라지고 좋아진 것은 분명했지만 그렇다고 완벽하게 회복된 것은 아니었다.

하지만 인슐린펌프 치료를 마치고 나서 완치 판정을 받은 후 시간이 지날수록 몸 상태는 서서히 더욱 좋아졌다.

당뇨 진단받기 한 1년 전에는 굉장히 게을러지고 꼼짝하기도 싫었었다. 원래 낮잠을 자는 사람이 아니었는데 몸이 아주 이상 했다.

한번은 친구들이 경악을 했던 일이 있었다. 콜라를 그 자리에서 2캔 씩 마셔버렸다. 콜라를 원래 좋아하는 사람도 아닌데 물로는 갈증이 해소되지 않고 탄산이 목을 긁고 넘어가야만 진정이 됐던 것이다.

몸무게도 갑자기 1년 동안 40kg 확 찌더니 또 갑자기 한 달사이에 15kg이 쏙 빠지기도 했다.

뭘 특별히 많이 먹었다거나 안 먹었거나 해서 이뤄진 현상이 아니었 다.

몸에 이러한 변화들이 무리하게 오다 보니 5분 이상 걷는 것도 힘들 었다. 고등학교 때 테니스 싱글플레이어일 정도로 체력도 좋았던 사람 인데 조금만 걸어도 지치고 주저앉게 되다 보니 밖에 나가는 것이 두려 웠다.

친구들도 나와 함께 걷는 것이 매우 힘들었다. 조금만 걸어도 힘들어 하니 함께 걷는다는 것이 쉽지 않았던 것이다.

인슐린펌프 치료를 시작하고 완치된 이후, 떨어진 체력이 미라클처럼 갑자기 돌아온 것은 아니지만 시간이 지나면서 서서히 회복되기 시작했 다.

완치판정 받은 지 1년이 지난 지금은 동네 뒷산까지 무리 없이 올라 갈 수 있을 정도가 됐다.

가장 놀란 건 친구들이다. 옆에서 내가 힘들어하는 모습, 걷지도 못 하는 내 모습을 봐왔던 친구들이 거뜬히 산에 올라갔다 온 것을 보면서 축하해 준다.

　당뇨병을 극복하면서 '적시적소에 좋은 치료를 잘 받았다'는 생각을
한다. 환자가 노력한다고 해서 낫는 병은 아닌 것 같다.
　췌장을 회복시켜주고, 인슐린을 잘 공급시켜줄 수 있는 적절한 치료
가 뒷받침되어 정상화를 만들어주는 것이 중요하다는 것을 알게 됐다.

췌장이식 대신 인슐린펌프

염규홍(61세, 남자, 췌장없음) 인슐린펌프 치료 5년

2014년 10월의 어느 날 아침. 출근하기 전 목욕탕에 때를 밀러 갔다. 세신사는 내 몸을 보더니 "사장님은 오리지널 황인종이네요"라고 말하는 것이다. 평소 아픈 곳도 없었는데 황달이 온 것이었다.

회사 근처 여의도에 모 병원에 예약을 하고 진료를 받는데 그날 바로 입원하게 됐다.

병명은 '바터팽대부암'. 곧바로 수술 날짜가 잡혔고 입원한 지 10일만에 비장, 십이지장, 소장, 췌장 모두 잘라냈다.

방사선 치료만 37번. 입원해 있는 3개월 동안 살은 급속도로 빠져 67kg이었던 체중이 54kg 됐다. 당시 나이가 50대였지만 뱃가죽이 거의 등에 붙어 걷는 모습도 70-80대 노인이라고 했다.

췌장이 없기 때문에 인슐린주사를 처방받고 퇴원했다. 몸 상태가 좋지 않았지만 바로 복직을 했다.

점심때가 되면 화장실에 가서 몰래 인슐린을 주사해 가며 회사에 다녔다. 항암 치료 후 밥이 입에 잘 들어가지도 않은 상태에서 인슐린을

주사하면 저혈당 쇼크로 식은땀이 온 몸을 적셨다.

담당 의사에게 말하면 인슐린 주사만 처방할 뿐 내 몸의 회복에는 전혀 관심이 없는 것 같았다. 내가 생각하기에는 '방치'에 가까웠다. 그저 실험 대상으로만 여기는 것 같아 상당히 불쾌했다.

저혈당의 고통이 너무 심해 다른 병원에 찾아가 췌장 이식이 가능한지 알아봤다. 유전자 검사부터 장기이식 센터에 등록까지 마쳤다.

그러나 결과는 췌장이식 불가였다. 수술을 하면서 수혈을 너무 많이 받았고 암수술을 받은 지 5년이 안 됐기 때문에 할 수 없다는 것이었다.

정말 막막했다. 나는 살 수 있을까. 방법이 없는 것일까.

그때 알게 된 것이 인공췌장기였다. 최수봉 교수가 대안이다 생각하고 인슐린펌프를 달게 됐다.

참 신기했다. 인슐린주사를 맞았을 때는 저혈당으로 정말 너무 힘들고 괴로웠다. 그 고통은 이루 말할 수 없었다. 그런데 인슐린펌프 치료를 하면서 저혈당이 없어졌다. 입맛도 좋아져서 고기도 잘 먹고 가리는 것 없이 잘 먹다 보니 몸이 좋아졌다. 살도 조금씩 붙기 시작하더니 65kg으로 늘어났다.

몸이 좋아지면서 목소리에도 힘이 넘쳐난다. 친구들이 전화를 받으면 "옛날 목소리로 다시 살아났네" 하고 이야기해준다.

목소리만 살아난 것이 아니다. 정말 나는 인슐린펌프로 다시 살아났다.

암수술을 받고 나서 병원에서 내게 5년밖에 못 산다고 했다. 그런데 나는 지금 7년째 살고 있다.

오히려 인슐린펌프 치료하면서 건강하게 살고 있다. 암수술을 해 주었던 담당의사는 본인이 수술을 굉장히 잘해서 내가 건강해진 것으로 알고 있다.

하지만 나는 안다. 나를 살린 것은 인슐린펌프라는 것을.

인슐린펌프 치료를 하면서 좋아진 것이 한두 가지가 아니다. 인슐린펌프 치료 전에는 눈앞이 흐려지면서 시야에 파리 같은 것이 날라다녔다. 하지만 인슐린펌프 치료 후 이 같은 증상이 사라졌다.

신기한 일이 또 있다. 7년 전에는 머리카락이 온통 하얀색이었다. 그런데 최근에는 검은색 머리가 나오고 있는 것이다. 요즘은 염색을 안 하고 있다.

인슐린펌프 치료를 받으면서 몸의 모든 기능이 되살아나는 기분이다. 췌장 이식을 하려고 했던 센터에서도 이식을 하게 되면 평생을 면역억제제를 먹고 살아야 한다며 인슐린펌프로 몸이 회복되고 있으니 사는 날까지 잘 관리하며 살라고 이야기했다.

병원에서 당뇨병 환자들을 보면 눈멀고, 다리 자르고 안타까운 모습을 많이 본다. 나는 췌장을 잘라냈기 때문에 인슐린이 내 몸에서 0.00001%도 나오지 않는다. 하지만 이렇게 건강을 회복할 수 있는 것은 인슐린펌프 때문이다.

2년 전 정년 퇴직 후 요즘 나의 일상은 무엇인 줄 아는가.

당뇨환자들은 상상도 할 수 없는 맛집 탐방이다.

췌장 이식이라는 엄청난 수술을 한 것도 아니고 간편하게 인슐린펌프를 착용했을 뿐이지만 나는 생명도 연장받고, 맛있는 것 먹고, 좋은 구경하며 인생을 즐기고 있다.

최수봉 교수를 만난 건 정말 신의 한수다!

80세에도 당뇨약 끊고 인슐린펌프 치료로 완치
고○○(80세, 남자, 2형 당뇨)

내 나이 여든. 주변에서 정말 당뇨병 완치한 것 맞냐며 믿지 못한다. 하지만 인슐린펌프 뗀지 7-8개월 됐고 지금도 혈당을 재보면 공복혈당은 110mg/dl 미만 좋을 때는 90대이고 식후혈당도 110-140mg/dl 사이이다.

인슐린펌프를 떼고 나서 당뇨약을 먹는 것도 아니고 여전히 아침 점심 저녁 세끼 잘 먹고 식후 운동하고. 그래도 당화혈색소는 5.7% 정상이다.

인슐린펌프 치료 전에는 당뇨약을 한 2년 정도 먹었다. 그때는 기운도 없고, 나이 탓이려니 생각하고 지냈다. 이제는 젊은 시절의 힘과 기운을 포기하며 살아야겠다 생각을 했다.

당뇨병도 일단 걸리면 평생 낫지 않는다고 생각하고 그렇게 들어왔기 때문에 그냥 지금 정도로만 유지하고 살자 하고 지냈다.

그러다 이웃사람이 인슐린펌프 치료를 받고 너무 좋다고 추천해 주기에 '한 번 나도 해볼까' 하는 생각으로 인슐린펌프 치료를 시작했다.

자고로 이웃을 잘 둬야 한다 했는데 이렇게 완치까지 될 줄은 생각도 못했다.

당뇨약을 먹을 때는 언제 합병증이 올지 모른다는 불안감이 있었다. 그런데 인슐린펌프 치료를 하면서부터는 '당뇨는 치료할 수 있다, 건강을 되찾을 수 있다'는 자신감이 생겼고 완치가 된 지금은 건강하고 즐겁게 살고 있다.

이 나이가 되면 내 몸이 아파서 걱정이라기보다는 '내 자식들 나로 인해서 고생하면 어떻게 하나' 이것이 더 걱정이다.

자식들 고생 안 시키고 기운 넘치고 건강하게 사니 이보다 더 행복할 수 있을까.

물론 인슐린펌프 달면 솔직히 귀찮은 것도 있다. 식사할 때마다 나이든 사람이 인슐린 주입버튼을 눌러야 한다는 것은 쉽지 않기 때문이다.

그래도 80세인 나도 인슐린펌프 차고 열심히 치료했고 완치까지 했다. 이제는 기계 떼고 이렇게 건강하게 살고 있는데 나보다 젊은 사람들은 더 빨리 건강을 회복할 수 있지 않을까?

우리가 사는 날까지 건강하게 사는 복을 인슐린펌프를 통해서 얻는다면 이 또한 축복이다.

당뇨병 치료담 영상 시청

치과의사가 경험한 인슐린펌프

아내가 20년 동안 당뇨로 고생을 했다. 나는 치과의사로 아내를 위해서 해 줄 수 있는 일은 아무것도 없었기에 괴로웠다.

하지만 아내가 인슐린펌프 치료를 하면서 매우 건강해졌다. 이렇게 건강하게 보였던 적이 또 있었나 싶을 정도로 놀라고 있다.

아내가 인슐린펌프 치료를 하면서 입맛도 좋아지고 근육도 생기면서 활기 넘치게 생활하는 것을 보게 됐다. 눈도 밝아지는 느낌이라고 한다. 인슐린펌프 이후에 삶은 이전과는 완전히 다른 삶이다.

치과에 오는 환자들 가운데 당뇨환자들이 치아가 안 좋아서 다수 발치 하게 되는 경우가 많다. 인슐린펌프 치료하면서 좋아지는 아내의 모습을 보면서 당뇨환자들이 인슐린펌프를 잘 이용한다면 합병증으로 인해 오는 치아 문제도 상당히 해결할 수 있지 않을까 생각해 본다.

물론 동료 의사들에게 인슐린펌프를 이야기하면 아직도 부정적인 인식을 가지고 있는 것을 볼 수 있다. 마치 치과에서 임플란트라는 새로운 치료가 나타났던 때와 같은 것 같다. 임플란트가 처음 나왔을 때 치과 치료에서는 대부분 틀니가 대세였다. 그러나 지금은 틀니가 사라지고 대다수 임플란트 치료를 한다.

아마 인슐린펌프 치료는 당뇨치료에 있어서 임플란트 치료가 주를 이루는 것처럼 되지 않을까 생각한다.

당뇨병 치료담 영상 시청

혹독한 당뇨합병증의 두려움에서 해방
최○○(50대, 여자, 2형당뇨) 인슐린펌프 치료 3개월

"오빠 생각만 하면 눈물이 난다. 오빠도 인슐린펌프 치료받았으면 아직 건강하게 살아있었을 텐데. 너무 안타깝다."

당뇨진단은 20년 정도 됐다. 젊은 나이였는데 식후혈당이 250mg/dl 정도 나왔다. 다음날 병원 가서 당뇨 진단받고 바로 당뇨약 처방받아 복용한 지 20년 가까이 된다.

20년 동안 정말 열심히 했다. 당뇨약 한 번도 안 빠뜨리고 먹었고 오로지 당뇨를 위해 살았다. 먹고 싶은 음식 참고, 시간 내어 운동해 가면서 열심히 노력했는데 결국 듣게 된 말은 '단백뇨'가 검출된다는 말이었다.

덜컥 겁이 났다. 둘째 오빠가 10년 전 당뇨합병증으로 혈액투석을 받다가 죽었기 때문이다.

'단백뇨가 나온다는 건 신장에 문제가 생겼다는 거 아닌가? 나도 오

빠처럼 혈액투석 하다 죽을 수 있겠구나.'

단백뇨가 나온다는 이야기를 들은 그날은 종일 방 안에 틀어박혀 울었다. 그동안 당뇨를 위해 노력했던 모든 것들이 수포로 돌아갔다. 허망했다.

'아니 의사선생님이 시키는 대로 다 했는데도 결국 당뇨합병증이 생기다니.'

심지어 배신감마저 느꼈다.

'이제 오빠처럼 죽겠구나.'

덜컥 겁도 나고 모든 것에 의욕을 잃고 있을 때 인슐린펌프 치료에 대해 알게 됐다.

많은 환자 사례를 보면서 '아 이제 살았구나' 싶었다.

2021년 3월 인슐린펌프 치료를 바로 시작했다. 치료를 시작한 지 이제 3개월여 시간이 흘렀다. 인슐린펌프 치료는 지금까지 당뇨약을 먹었을 때와는 완전히 다르다.

펌프 치료 전까지만 해도 그렇게 좋아하는 책도 제대로 읽을 수 없었다. 30분만 앉아도 다리가 막 썩는 것처럼 아팠기 때문에 다리를 붙잡고 주무르면서 우는 날이 일주일에도 몇 번씩 있었다.

구두는 아예 신을 생각도 하지 못했다. 조금만 걸어도 아팠기 때문에 맨날 운동화만 신고 다녔다. 예쁜 옷을 입고 싶어도 구두를 못 신으니까 점점 편한 옷만 찾아 입다보면 내 모습은 점점 초라해져만 갔다.

하지만 인슐린펌프 치료 후. 놀랍다. 책을 한 번 읽다 보면 나도 모르게 밤 12시를 훌쩍 넘기게 된다. 그정도로 이제는 다리의 통증이 사라진 것이다.

이제 예쁜 구두도 신고 예쁜 옷도 입을 수 있고 얼마나 즐거운지 모른다.

만나는 사람들마다 "얼굴이 좋아졌네. 에너지가 넘쳐 보인다. 도대체 무슨 일이 있었던거야"라고 묻는다.

인슐린펌프 달고 생활이 완전히 달라졌다. 친구들은 신나게 예쁜 옷 입고 놀러 다닐 때 혈당 내리려고 눈이 오나 비가 오나 우산 쓰고 운동해야 했던 나도 이제 인생을 즐길 수 있게 됐다.

마음껏 원하는 것, 먹고 싶은 것 다 먹는다.

비 오는 날 산 밑 경치 좋은 데서 빗소리 들으며 파전에 막걸리 한 잔. 얼마나 운치 있고 좋은가. 인슐린펌프 치료 전에는 이 소소함을 누릴 수 없었다. 그런데 이제 마음만 먹으면 할 수 있다. 내 일상을 돌려받은 기분이다.

눈도 좋아졌다. 인슐린펌프 치료한 지 딱 한 달째 되던 날에는 시력이 0.6에서 1.0으로 좋아졌다. 안과 담당 의사도 시력이 유지되는 경우는 있어도 좋아지는 경우는 없는데 정말 놀랍다고 했다.

"선생님, 저 인슐린펌프 찼습니다. 그래서 좋아졌어요."

자랑하며 인슐린펌프 보여줬다.

"인슐린펌프 치료하고 당뇨합병증 두려움에서도 벗어났어요."

몸이 건강해지면서 즐거운 일상을 되찾게 되니 요즘 부쩍 죽은 오빠 생각이 많이 난다. 10년 전에도 인슐린펌프 치료가 있었는데. 오빠를 살릴 수 있었는데. 인슐린펌프 치료를 받았다면 합병증으로 그렇게 오빠를 떠나보내지 않을 수 있었을 텐데. 너무 아쉽고 허망하다.

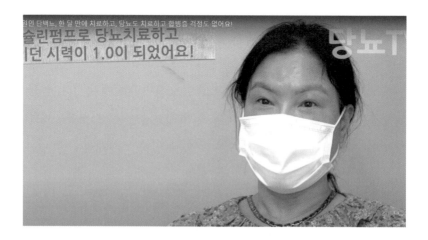

당뇨병 치료담 영상 시청

당뇨완치 8년 째 유지
박OO (63세, 여, 2형 당뇨)

인슐린펌프 기계를 뗀 지 8년 됐다. 당뇨약을 먹는 것도 아니고 식이요법이라고 해서 음식을 가리는 것도 아니다. 하지만 지금은 췌장이 완전히 회복되어서 당화혈색소 5.4%, 공복혈당은 100mg/dl 유지하고 있다.

처음에 당뇨라는 것을 알았을 때 다른 병원을 갔더니 현미, 찰현미 반반 섞어서 먹으라고 했다. 3개월동안 현미채식을 했는데 살이 빠지는 것은 차치하더라도 스트레스가 이만저만이 아니었다.

자꾸 눕고 싶고, 피곤하고 무기력하고 아무런 의욕이 없고 몸이 안 따라주는 것이었다.

운동하고 싶어도 발이 땅에 닿는 것이 아니라 붕 뜨는 느낌이 들어서 할 수 없었다. 이건 도저히 할 짓이 아니다 싶었다. 그러다 인슐린펌프 치료를 알게 되고 곧바로 시작했다.

당뇨 초기인 상태였기 때문에 다른 의사들은 "왜 벌써 인슐린펌프를 다냐. 아직은 너무 이르다. 좀 더 있다가 하는 것이 어떻겠느냐"고 인슐린펌프 치료를 만류했다.

하지만 이미 나는 당뇨약을 먹고 제대로 음식을 먹지도 못하고 합병증으로 고생하는 사람들을 많이 봐왔다. 때문에 당뇨약 안 먹고 인슐린펌프 달고 밥이나 실컷 먹어야겠다는 생각으로 바로 시작했다. 역시 인슐린펌프 치료를 일찍 시작한 것은 최고의 선택이었다.

인슐린펌프 치료 전에 현미채식을 하면서 살이 44kg까지 빠졌었다. 그때 체중이 많이 빠진 상태였기 때문에 최수봉 교수는 "인슐린펌프 달고 식사를 양껏 해라. 영양가를 골고루 섭취하고 병원에서 주는 식단대로 밥을 많이 먹으면서 체중을 올려야 할 것 같다"고 이야기 해 주었다.

인슐린펌프 치료를 하면서부터는 정말 흰 쌀밥을 마음껏 먹었다. 입맛이 좋을 때는 두 공기도 먹었다.

당뇨약을 안 먹었기 때문에 췌장이 많이 망가진 상태가 아니었다. 따라서 인슐린펌프를 달고 있으면서 잘 먹으니 췌장이 빠르게 회복했다.

정상인처럼 인슐린 분비가 되면서부터는 인슐린펌프 기계를 떼도 좋다, 당뇨병 완치라는 이야기를 들었다.

인슐린펌프를 뗀 지 올해로 8년째이다. 당뇨약을 먹는 것도 아니고 정상인들처럼 똑같이 먹으면서도 혈당을 정상적으로 유지할 수 있다는 것. 당뇨초기에 바로 인슐린펌프 치료를 했기에 가능한 것이다.

인슐린펌프를 빨리 시작하고 당뇨병에서 해방될 수 있다는 것은 고민

할 것도 없는 탁월한 선택이다.

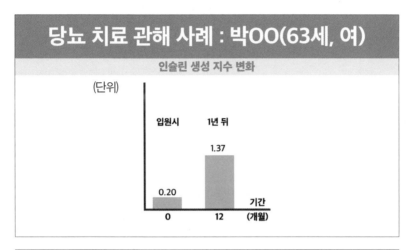

당뇨 치료 관해 사례 : 박OO(63세, 여)

인슐린 생성 지수 변화

(단위)

입원시 1년 뒤

1.37

0.20

기간

0 12 (개월)

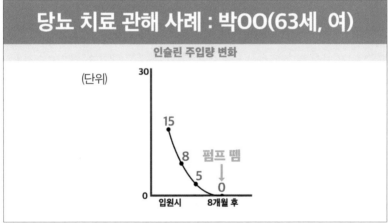

당뇨 치료 관해 사례 : 박OO(63세, 여)

인슐린 주입량 변화

(단위)

30

15

8 펌프 뗌

5 ↓

0 0

입원시 8개월 후

당뇨병 치료담 영상 시청

당뇨 치료를 위해 초기에 바로 시작

박OO (남, 2형당뇨) 인슐린펌프치료 2년

당뇨진단을 받고 나서 5-6개월 만에 바로 인슐린펌프 치료를 받았다. 처음에는 동네 당뇨전문병원이라는 곳에 갔는데 의사의 말에 신뢰가 안 갔다.

당화혈색소가 무엇인지, 당뇨가 어떻게 하면 좋아지는지 아무것도 모르는데 의사는 "당뇨약만 드시면 됩니다. 운동하고요"라고만 했다.

구체적으로 당뇨치료 방법을 제시하지 못하니까 아쉬움이 컸다. 그 무렵 지인으로부터 인슐린펌프 치료를 추천받았다.

그래서 인슐린펌프 치료 전에 다니고 있던 동네 병원 의사에게 이야기했더니 "그 정도는 아닌 것 같은데 왜 벌써 펌프치료를 받습니까?"하며 안 좋아했다.

하지만 당뇨 초기라고 해도 손발이 많이 저리고 눈은 늘 뿌옇게 안개 낀 것처럼 침침했다. 다리에 쥐가 나서 잠을 못 잘 정도였고 늘 피곤했다.

몸이 더 망가지기 전에 치료가 된다는 방법을 택해보자 하는 마음으로 시작했다.

인슐린펌프 치료를 시작한 지 2년 정도 됐다. 처음에는 당화혈색소가 7.8% 정도였지만 지금은 5.7%.

인슐린 주입량도 식사시간에 보통 8단위, 기초도 7-8단위 넣었지만 점점 줄여나가며 지금은 3-4단위를 주입하고 있다.

최수봉 교수는 췌장기능이 많이 좋아졌다며 "앞으로는 더 줄여도 좋을 것 같다. 점점 줄여나가면 인슐린펌프를 뗄 수도 있겠다"고 했다.

당뇨가 치료되고 있으며 완치도 가능하다는 이야기를 들은 것이다. 이처럼 반가운 이야기가 어디 있겠는가.

혈당이 정상화되는 것은 물론이고 인슐린펌프 치료 전 침침했던 눈, 피곤하고, 다리에 쥐가 났던 증상들은 감쪽같이 사라졌다.

치료를 한다는 것은 이런 것이다. 혈당뿐 아니라 콜레스테롤도 굉장히 높았지만 정상 범주 안으로 돌아왔다. 모든 기능들이 정상화되고 있다.

당뇨병 환자들은 대체로 점점 나빠진다고 하는데 인슐린펌프 치료를 하면서 몸이 오히려 건강해지고 있으니 너무 만족한다.

당뇨병 치료담 영상 시청

아직도 건강하게 살아있는 건 인슐린펌프 덕분

신옥조(67세, 여, 2형당뇨) 인슐린펌프 치료 16년

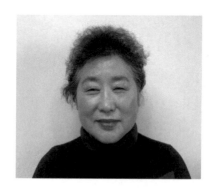

당뇨병을 알게 된 건 1994년도였다. 물을 마셔도 갈증이 사라지지 않아 종일 물 마시고 화장실 가는 일이 반복됐다.

아무래도 이상하다 생각돼 병원에 가보니 이미 혈당수치가 500mg/dl이 넘었다. 곧바로 당뇨약을 처방받았다. 그리고 당뇨병을 더 알아보거나 생각할 겨를도 없이 처방받은 약을 복용했다. 단순히 당뇨약을 먹고 있으니 괜찮아지겠거니 생각했다. 대부분 당뇨병을 진단받은 환자들도 아마 나와 비슷하지 않았을까.

하지만 시간이 지날수록 먹는 당뇨약의 수는 점점 늘어났다. 몸도 붓고 피로감도 굉장히 심해졌다. 제일 힘들었던 것은 눈과 치아였다.

사람형태도 어둡고 흐릿하게 보이기 시작했다. 앞이 잘 보이지 않기 시작한 것이다. 덜컥 겁이 났다.

'이러다 실명하는 것인가. 사랑하는 내 아들의 얼굴도 볼 수 없는 지경에 이른 것인가.'

치아에도 문제가 생겼다. 임플란트해야 하지만 당뇨 때문에 할 수도 없는 상황이었다. 그동안 당뇨약 처방을 받으면서 병원에서 먹는 음식량을 줄이는 소식을 권했기 때문에 제대로 먹지도 못하는 상황에서 치아까지 좋지 않으니 그나마 먹던 것도 못 먹는 상태가 됐다.

몸 상태는 최악이었다. 생기라고는 찾아볼 수 없는 바싹 마른 장작이 되어가는 것 같았다. 동네병원에서도 더이상 당뇨약을 처방해줄 수 없다며 큰 병원을 가보라고 했다.

당뇨약과 인슐린주사 치료를 해도 혈당은 잡히지 않았고 소식을 해도, 운동해도 소용없었다. 치료를 분명히 열심히 했는데도 몸상태는 점점 안 좋아지니 절망밖에 남아 있지 않았다.

그 당시 아들은 '엄마가 이러다 죽겠다' 싶어 백방으로 당뇨병 치료방법을 찾았다. 그렇게 알게 된 것이 인슐린펌프 치료였다.

인슐린펌프 치료에 대해 아들이 말할 때 주저할 상황이 아니었다. 곧바로 시작했다. 그때가 2004년도였다.

인슐린펌프 치료시작 당시 당화혈색소는 11%. 그동안 당뇨병 치료를 위해 그렇게 노력을 했는데도 공복혈당은 200~300mg/dl이었는데 인슐린펌프 치료 일주일만에 정상이 됐다.

그것도 푸짐하게 차려진 한 상을 다 먹었는데도 혈당이 정상이라니 믿을 수가 없었다.

그때부터 '아, 다르다!' 신뢰가 갔다. 그러면서 점점 기운이 생기고 컨

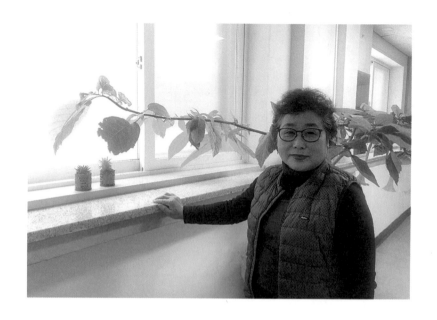

디선이 좋아졌다.

흐릿하게 보이던 시야도 선명하게 잘 보이기 시작했다. 임플란트도 할 수 있게 되어서 맛있는 음식도 잘 먹을 수 있게 됐다.

벌써 인슐린펌프 치료 16년이 됐다.

간혹 그런 생각이 든다. 만약 그때 아들이 인슐린펌프 치료를 찾아내지 못했다면 지금 나는 이 세상에 존재하고 있을까. 살아있다고 한들 정상적인 삶을 살고는 있었을까. 아마 당뇨합병증으로 고생하거나 그로 인해 이 세상에 없었을 것이라는 생각이 솔직히 든다.

인슐린펌프 치료를 하면서 제일 좋은 것은 당뇨합병증으로부터 자유롭다는 것이다. 나이가 들면 당뇨병은 자연스럽게 생기게 되는데 합병증으로 아프기까지 하면 너무 서러울 것 같다. 하지만 인슐린펌프 덕분에 평범하게 건강하게 지내고 일상생활을 다시 찾은 것만으로도 얼마나 감사한지 모른다.

47살인 아들도 당뇨 판정을 받았다. 하지만 걱정하지 않았다. 인슐린펌프 치료가 있기 때문이다. 당뇨진단을 받자마자 아들은 인슐린펌프 치료를 시작했다. 나처럼 힘든 시기를 경험하지 않고 곧바로 좋은 치료를 받을 수 있어서 얼마나 감사한지 모른다.

안타깝게도 아직도 많은 환자들은 좋은 치료에 대한 정보를 얻지 못하고 있다. 간혹 주변에서 들어보면 어떤 의사들은 인슐린펌프 치료를 못 하게 한다고도 한다. 내가 당뇨병으로 고생을 해보았기 때문에 이런 이야기를 들으면 화가 난다.

아프지 않고 건강하게 살 수 있는데 무슨 권리로 환자들이 건강하게 살 수 있는 방법을 막는 것일까 하고 말이다.

인슐린펌프 치료를 시작했을 때 같이 입원했던 분들과 지금도 간혹 연락한다. 지금은 80세가 넘은 사람도 있는데 당뇨합병증 없이 여전히 건강하게 지내고 있다.

많은 당뇨병 환자들도 인슐린펌프 치료를 빨리 시작해 두려움이 아닌 희망의 삶을 누릴 수 있으면 좋겠다.

수시로 찾아온 경련, 사라졌다
구상열 (73세, 남자, 2형당뇨) 인슐린펌프 치료 약 2년

목회자로 해외에서 선교를 하다 보니 내 자신을 돌보는 일에 소홀해서였을까. 30년 전. 잦은 경련과 근육의 뒤틀림으로 고통이 찾아왔다. 하지만 별다른 방법이 없어 그냥 지낼 수밖에 없었다.

그리고 2년 뒤부터는 상태가 더욱 심해졌다. 그때 당뇨수치를 체크해보니 600mg/dl 이상이었다. 젊은 시절에는 태권도 사범을 할 정도로 건강 하나만큼은 자신했는데 갑작스런 당뇨병 진단은 당황스러웠다.

집안 어르신 중에도 당뇨로 60세라는 젊은 나이에 세상을 떠난 사람이 있었다. 그래서 40대 초라는 비교적 젊은 나이에 당뇨병 진단을 받았지만 가족력이겠거니 생각하고 대수롭지 않게 여겼다.

당뇨판정 이후로는 계속 당뇨약을 먹었다. 하지만 먹는 약으로는 도저히 조절되지 않아 10년 전부터는 인슐린주사를 처방받았다. 그러나 여전히 혈당은 잡히지 않았고 손발 뒤틀림은 계속됐다. 그리고 5년 전부터는 오른쪽에 구안와사가 오게 됐다.

형제 중에 누님도 당뇨병을 앓고 있었는데 당뇨합병증으로 왼쪽 눈이 실명됐다. 불과 1년 전까지만 해도 멀쩡하고 괜찮아 보였는데 한쪽 눈을 잃어버린 것이다.

누님은 병원에서 남은 한쪽 눈이라도 잘 지키기 위해서는 혈당을 안정적으로 관리해야 한다는 이야기를 들었다고 한다. 하지만 기존의 당뇨약이나 인슐린주사로는 도저히 혈당조절이 되지 않아 알아보던 중 인슐린펌프를 알게 됐다.

누님을 모시고 인슐린펌프 치료를 위해 병원을 갔을 때 진료를 보면서 지금까지 당뇨약 처방을 받았던 병원과는 다르다는 느낌을 받았다. 나 역시 당뇨병을 오래 앓았고 가족력으로 당뇨병을 대부분 겪고 있었기 때문에 누나처럼 언젠가 눈이 실명이 된다든지 발이 절단될 수 있겠다는 생각이 들었다. 두려움에 누님과 같이 인슐린펌프 치료를 시작하게 됐다.

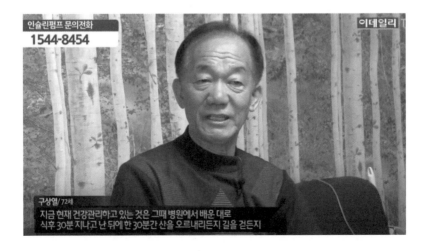

인슐린펌프 문의전화
1544-8454

이데일리

구상열/72세
지금 현재 건강관리하고 있는 것은 그때 병원에서 배운 대로
식후 30분 지나고 난 뒤에 한 30분간 산을 오르내리든지 길을 걷든지

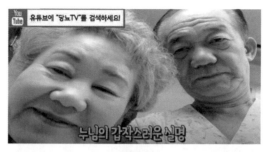

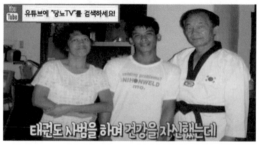

사실 오랜 시간 당뇨병을 앓고 있으면서도 한 번도 당뇨치료를 바꿔야 한다는 생각을 가져보지 못했다. 그저 병원을 믿었고 처방해 준 당뇨약을 먹으면 치료가 된다고 생각했다.

하지만 당뇨관리를 잘한다고 생각했던 누님의 갑작스런 실명은 그동안의 치료가 잘못됐다는 것을 깨닫게 해 주었다. 물론 나도 기존의 당뇨약으로는 치료되고 있다는 느낌을 받지 못했다.

인슐린펌프 치료는 정말 놀라웠다. 인슐린펌프 치료 후 일주일 만에 혈당이 안정적으로 유지된 것은 물론 전체적으로 컨디션이 매우 좋아졌다. 게다가 그동안 시도 때도 없이 찾아왔던 몸과 얼굴의 경련 증상이 말끔히 사라진 것.

현재는 인슐린펌프 치료를 위해 1주일 입원하면서 교육받았던 대로 식후 30분 정도는 시간을 내서 운동을 하고 있다.

인슐린펌프 덕분에 건강을 찾았다. 이제 코로나19가 잠잠해지면 한국과 필리핀을 오가며 다시 선교활동에 전념할 생각이다.

꼭 이야기하고 싶은 것은 당뇨합병증이 오기 전에 혹은 오더라도 후회하거나 낙심하지 말고 올바른 당뇨 치료 방법으로 기쁨과 즐거움, 행복을 많은 사람들이 느꼈으면 좋겠다.

당뇨병 치료담 영상 시청

평범한 일상을 되찾다
유의종(65세, 남자, 2형당뇨) 인슐린펌프 치료 6개월

모든 장사가 쉬운 게 없겠지만 청국장 전문점을 운영하다 보니 직접 콩을 띄우고 체력적으로 힘을 많이 쓰게 된다. 하지만 인슐린펌프 덕분에 피로감도 잊고 건강해진 몸으로 식당 일도 즐기면서 하고 있다.

팔굽혀 펴기를 해도 쉬지 않고 한 번에 30번 40번은 거뜬히 해냈었다. 체력 하나는 자신 있었는데 갑자기 찾아온 당뇨병은 넘치는 기운을 송두리째 빼앗아 간 것만 같았다.

당뇨판정을 받은 지 15년차. 시간이 갈수록 점점 예전 같지 않은 몸 상태임을 느꼈고 어느 순간부터는 다리 저림 현상이 심해졌다. 심지어 밤까지 지속되는 이명 증상은 잠을 이루지 못하게 했다.

당뇨병은 점점 평범한 일상을 피곤하고 짜증나는 일상으로 만들어버리고 있었다.

그러다 당뇨치료법으로 알게 된 '인공췌장기' 인슐린펌프. 기존에 당뇨 먹는 약에서 인슐린펌프 치료로 방법을 바꾸고 나서는 몸도 마음도 회춘하게 됐다.

청국장을 하루에 한 끼는 꼭 챙겨 먹는다. 물론 청국장 전문점을 운영하고 있기도 하고 좋아하는 음식이기도 하다. 인슐린펌프 치료 후부터는 마음 편하게 청국장 한 그릇에 밥 한 공기를 거뜬히 먹을 수 있다는 것만 해도 얼마나 행복한지 모른다.

인슐린펌프 치료 전과 후는 스스로 느끼는 건강에 확실한 차이가 있다. 인슐린펌프 치료 전과는 비교할 수 없을 정도로 몸 상태가 좋아진 것 같은 느낌을 받고 실제로도 좋아졌다.

당뇨병을 앓은 15년 동안 즐기지 못했던 인생을 인슐린펌프 치료가

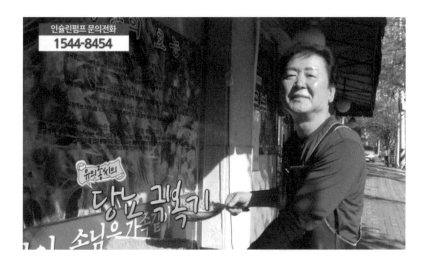

보상해 주고 있는 것 같다.

　식당을 운영하는 것은 체력적으로 상당히 힘도 많이 들고 쉽지 않지만 인슐린펌프 덕분에 내 나이 70세까지는 거뜬히 할 수 있지 않을까 생각한다. 그만큼 기운도 회복되고 체력이 된다는 증거이다.

　먹지 못하는 스트레스, 잡히지 않는 혈당수치 스트레스는 가라! 인슐린펌프 치료는 다시 일상을 찾고 건강한 삶을 누릴 수 있도록 도와준다는 걸 기억하길.

당뇨병 치료담 영상 시청

15년만에 처음 본 정상 혈당수치
신동구(62세, 남자, 2형당뇨) 인슐린펌프 치료 1주일

당뇨병으로 고생한 지 15년 되었다. 당뇨약 치료만을 고집하다가 인슐린펌프 치료를 만났고 비로소 희망을 보았다. 아직 인슐린펌프 치료는 얼마 되지 않았지만 솔직한 나의 당뇨치료 이야기가 누군가에게 희망이 되었으면 한다.

공무원 생활을 했기 때문에 1년에 한 번, 정기적인 건강검진을 받았다. 처음 당뇨병을 알게 된 것도 건강검진을 통해 알았다. 어느 순간부터 자꾸 갈증이 나고 물을 자주 먹게 되었지만 건강검진을 하기 전까지는 당뇨병이라고 생각하지 못했다.

술, 담배는 했어도 여느 평범한 직장인처럼 나름 건강관리도 신경 쓰고 있었고, 1년에 감기를 한 번 걸릴까 할 정도로 체력도 괜찮았다. 그런데 건강검진에서 당뇨병 의심이 된다고 큰 병원에 가서 재검을 받아보라고 했고 다시 검사한 결과 당뇨병 판정을 받았다. 지금으로부터 15년 전의 일이다.

2006년부터 최근까지 다른 병원에 갈 생각도 안 하고 같은 병원, 같

은 의사에게 당뇨약을 처방받아 꾸준하게 복용했다. 이 의사 선생님을 믿고 15년 동안 먹은 것이다.

처음에는 반 알부터 시작해서 차츰 한 알, 두 알, 마지막에는 네 알까지 당뇨약은 점점 늘어났다.

내가 사는 지역에서는 나름 유명하고 당뇨병 치료 잘하는 의사라고 해서 그 의사 말만 믿고 15년을 무던하게 당뇨약 먹고 하라는 대로 했었다. 3개월마다 진료를 받았는데 혈당수치가 정상적으로 나오는 날에는 관리를 잘했다고 칭찬을 받았다. 그러면 기분이 좋아서 그 병원 언덕 꼭대기에서 내려올 때까지 기분이 좋았다. 하지만 혈당수치가 높아 "왜 말을 안 듣고 또 관리를 못했습니까! 몸을 왜 또 망가뜨려 놨습니까! 몸을 버려놨어요!"라고 야단치면 그날은 똥 씹은 표정으로 기분이 우울하고 다음 진료를 받으러 갈 때까지 우울하게 지내는 생활을 반복했다. 의사의 말 한마디에 목숨을 걸고 또 그 말만 맹신했다.

당뇨병 판정을 받은 이후부터는 술, 담배도 다 끊고 운동도 열심히 했다. 마라톤도 뛰고 산악회 활동도 하면서 시키는 대로 당뇨약 꼬박꼬박 먹고, 나름 건강관리를 열심히 했다. 그런데 이상하게 몸은 점점 나빠졌다. 무엇보다 혈당수치는 떨어지지 않았다. 점점 올라갔다고 하는 게 맞다. 건강해지기 위해 노력하고 할 수 있는 것은 다 하고, 시키는 대로 했을 뿐인데, 혈당수치가 높으면 마치 건강관리를 잘못해서 일부러 내 몸을 망가뜨리는 사람이 됐다. 아무리 노력을 해도 아무도 알아주지 않고, 혈당수치는 높아지고, 점점 커지는 그 절망감과 우울감은 이루 말할 수 없었다.

'술, 담배 나쁜 것은 전혀 안 하고, 병원에서 시키는 대로 했을 뿐인데 왜 나는 점점 몸이 나빠지는 건가? 당뇨약은 왜 먹을수록 점점 늘어만 가나?'

그날도 정기진료를 받으러 갔는데 당뇨약을 처방해주던 의사가 대뜸 소리를 지르면서 "왜 이번에도 관리를 잘못했습니까! 이젠 당뇨약 더이상 처방 못 해요. 당뇨약 처방받을 수 없을 만큼 끝까지 갔어요. 이제는 당뇨약으로 안되니깐 인슐린주사를 맞아야 합니다!"라고 했다.

순간 당황하기도 하고 열불도 나면서 화가 났다. 여태까지 노력한 보람도 없이 분하기도 하고 억울하기까지 했다. 대체 자기 몸을 망가뜨리고 싶은 사람이 어디 있겠는가. 모두 건강해지고 싶다. 나도 15년 동안 시키는 대로 열심히 했는데 그 보람도 없이 오히려 몸을 망가뜨렸다고 면박 아닌 면박이나 받고.

인슐린주사를 맞을 바에는 차라리 죽는 게 낫겠다는 생각이 들었다. 허탈함을 안고 병원을 나서면서 당뇨약도 처방받지 않고, 처방전도 찢으면서 주차장 차 안에서 생각했다.

'이대로 인슐린주사를 맞으면서 앞으로 살 수는 없다. 다른 방법을 생각해 보자.'

그때 인슐린펌프 치료가 떠올랐다.

병원에서 당뇨약을 처방받기 위해 대기하다가 어떤 사람이 이야기하는 '인슐린펌프 치료'를 들은 것. 사실 오래 전에 인슐린펌프 치료를 알고 있었지만 신뢰하지 못했다.

'정말 당뇨에 걸렸는데 당뇨약을 먹지 말라고?'

'당뇨약 말고 인슐린펌프 기계로 어떻게 치료한다는 거지?'

'당뇨약은 췌장을 짜내 인슐린을 만들기 때문에 췌장을 더 망가지게 한다고? 그럼 지금 당뇨약을 먹는 사람들은 뭐란 말인가?'

인슐린펌프 치료 방법이 아무리 들어도 의문이 생기고 도무지 이해되지 않았다.

하지만 나는 이제 당뇨약으로는 치료가 되지 않는 상태였다. 그날 밤 잠들지 못하고 뜬눈으로 밤새면서 생각했다.

'그래, 인슐린주사 맞을 바에 어떤 치료인지 한번 들어라도 보자.'

하지만 진료를 받고 나서도 인슐린펌프 치료를 해야 하나 쉽게 결정을 내리지 못했다. 결국 집으로 돌아왔다. 절망감으로 괴롭기만 하던 그때 아내가 말했다.

"여보, 당뇨약은 안된다고 하고 당신은 인슐린주사 치료가 싫고, 그럼 인슐린펌프 입원 치료라도 한번 해봅시다."

아내의 설득에 다음 날 병원에 다시 찾아가 인슐린펌프 치료를 시작했다.

인슐린펌프 치료에 희망을 걸거나 기대감을 안고 시작한 치료가 아니었다. 정말 반신반의로 그렇게 시작하게 된 것이다. 첫날에도 마음속으로는 '설마, 인슐린펌프 이 기계로 정말 당뇨병 치료가 되겠어?'라는 생각을 가지고 있었다. 그런데 가장 큰 변화는 몸으로 먼저 느꼈다. 인슐린펌프 치료를 하고 난 후 2일 정도 지나니깐 신기하게 입맛이 돌고 밥이 맛있었다. 병원에서 나오는 밥은 일반식으로 평범했는데 엄청 맛있게 잘 먹었다. 그리고 점점 갈증도 줄어들고 소변도 자주 보지 않았다. 그게 제일 신기했다.

인슐린펌프 치료 4~5일 후에는 수치로 나타났다. 혈당수치가 떨어지는 것을 직접 눈으로 확인하게 될 줄은 몰랐다. 15년 동안 당뇨병을 앓으면서 처음 보는 수치였다. 당뇨약 먹을 때 아침 공복 혈당수치는 289mg/dl이었다. 인슐린펌프 치료 직전 식후 혈당수치는 453mg/dl이었다. 당화혈색소는 7%가 넘었다.

그런데 인슐린펌프 치료 4~5일 만에 식전 혈당수치가 113mg/dl이 나왔다. 겪어보지 않으면 모른다. 몸의 변화와 수치를 직접 보고 나니깐 그제야 비로소 안심이 되었다.

만 15년 동안 당뇨약을 먹으면서는 느껴보지 못한 변화를 단 4~5일 만에 인슐린펌프 치료하면서 경험하게 해 준 것은 단언컨대 사실이다.

인슐린펌프 치료 후 가장 좋은 것은 심리적인 안정이다. 맛있는 것을 마음껏 먹어도 혈당수치가 올라가지 않고 그렇게 높았던 혈당수치도 떨어지면서 정상 수치를 유지하니깐 놀랍기도 하고 진짜 신기하기도 하다.

이제는 안다. 많은 당뇨병 환자들도 알고, 대부분의 의사 선생님도 알 것이다. 당뇨약으로는 절대로 당뇨병 치료가 되지 않는다는 것을 말이다.

인슐린펌프 치료를 시작한 지 얼마 되지는 않았지만 너무 만족스럽고 좋다. 예전에는 이해하지 못했는데 이제는 '인슐린펌프 치료'가 과학적이고 논리적인 치료인 것을 알게 되었다. 인슐린펌프가 정상인의 췌장처럼 인슐린 공급 패턴을 비슷하게 맞춰주기 때문에 건강을 회복시켜준다는 것을 말이다.

불과 몇 일 전까지만 해도 당뇨병으로 인해 우울감과 절망감에 사로잡혔으나 인슐린펌프 덕분에 비로소 희망과 긍정적인 힘을 얻게 되었다.

아직도 인슐린펌프 치료를 믿지 못하는 사람들이 많이 있을 것이다. 그러나 꼭 하고 싶은 이야기는 '인슐린펌프 치료'는 혈당수치가 정상수치로 유지되고 먹고 싶은 것을 마음껏 먹을 수 있으며 당뇨 증상도 없

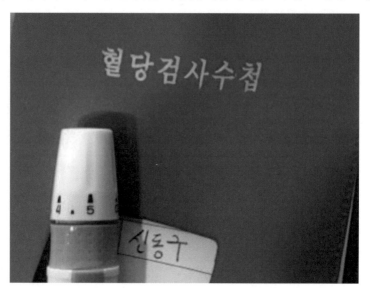

어진다는 것이다.

인슐린펌프 치료 후 밥도 잘 먹고, 잠도 푹 잘 잔다. 컨디션은 말도 못 하게 좋아졌다. 점점 정상을 유지하는 혈당수치가 적힌 수첩을 보고 있노라면 꿈만 같다. 어제는 미스트롯을 보며 크게 웃었다. 웃고 있는 스스로의 모습이 순간 낯설었지만 이내 기쁘고 모든 것에 감사함을 느꼈다. 불과 일주일 전에 절망감으로 병원을 찾은 내 모습은 없었다.

인슐린펌프 치료 일주일 만에 새로운 삶을 사는 것 같은 기분마저 든다. 건강과 희망, 웃음을 인슐린펌프로 찾았다.

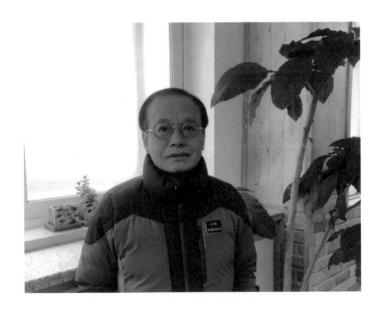

결혼도 하고 아이도 낳을 수 있게 됐다
이여진(31살, 여, 1형당뇨) 인슐린펌프 치료 10년

12년 전이었다. 고등학교 3학년 때 갑자기 살이 빠지기 시작했다. 운동을 해서 다이어트 때문에 살이 빠진다고 생각했다. 잘 안 먹어서 그런가 보다 생각을 했다. 어느 누가 평범한 여고생이 살이 빠지는데 '당뇨병'이라고 생각할 수 있겠는가.

그런데 엄마가 "화장실을 너무 자주 가는 거 아니니? 물도 갑자기 많이 먹고, 과식을 많이 하는데 살은 빠지는 거 같고. 아무래도 몸에 이상이 있는 것 같으니까 병원에 가보자"고 했다.

그때 병원에 가보니 혈당수치가 580~600mg/dl.

19살 어린 나이에 췌장의 기능 소실로 급성 소아당뇨 판정을 받게 됐다. 당뇨병 판정을 받고 곧바로 인슐린주사를 맞았다. 당시 제일 힘들었던 것은 조금만 흐트러지거나 방심해도 몸이 안 좋아지는 게 느껴지는 것이다.

최선을 다해 열심히 관리했지만 조금만 방심해도 건강이 악화되는 것을 반복적으로 느끼면서 점점 지쳐가기 시작했다. 너무 힘든 나머지 췌장 이식까지 생각을 해봤다. 하지만 췌장이식을 해도 면역억제제를 먹어야 하고 그 억제제를 먹으면 2형 당뇨가 올 수 있다는 이야기를 들었다.

당뇨병을 고치려고 췌장 이식을 했는데 2형 당뇨가 온다면 굳이 이식을 할 필요가 있을까 하는 생각이 들었다.

췌장이식까지 생각할 정도로 힘들었던 내가 아이도 낳고 행복한 생활을 할 수 있는 것은 다 인슐린펌프 덕이다.

10년 전 인슐린펌프 치료에 대한 이야기를 듣고 곧바로 시작했다. 물론 당시에는 어린 나이었고 두려움이 컸다. 특히 인슐린펌프 치료에 대해 잘 모르니까 걱정이 너무 앞섰다.

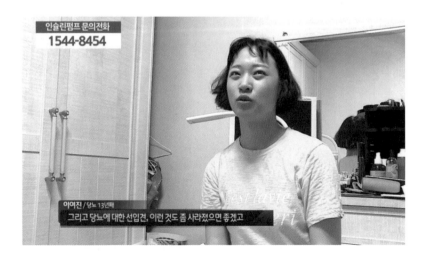

'나를 당뇨병 환자라고 사람들이 다 알아보지 않을까?', '정말 당뇨병 치료가 가능할까?' 생각이 많아지고, 마음고생을 많이 했다.

하지만 막상 인슐린펌프를 하고 보니까 내게 너무나 꼭 필요한 치료였다. 만약 내가 10년 전 인슐린펌프 치료를 하지 않았다면 행복한 결혼생활을 누리고 사랑스런 내 아이를 낳을 수 있었을까. 아마 불가능했을 것이다.

지금도 살림하랴 아이 돌보랴 일하랴 바쁜 시간을 보내고 있지만 건강하게 거뜬히 해내고 있다. 그리고 이것이 가능한 건 인슐린펌프 덕분이다.

어린 나이에 당뇨병 판정받고 정말 온갖 고생을 하면서 몸도 힘들었지만 정신적으로도 엄청난 스트레스를 받았다. 남들과 다르게 내가 왜

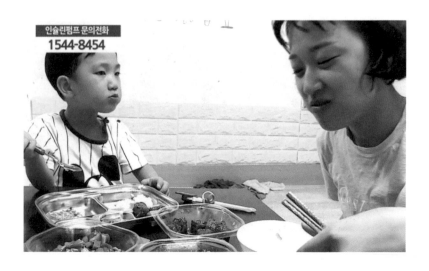

이런 일을 겪어야만 하는지, 친구들은 맛있는 음식도 먹는데 나는 왜 어울려서 아무 음식이나 먹을 수 없는지 매 순간순간이 우울했다.

하지만 인슐린펌프 치료하면서 가리는 거 없이 잘 먹고 평범한 삶을 누릴 수 있게 해 주었다.

퇴근 후 가족과 함께 평범한 저녁 밥상을 차리고 먹을 수 있는 행복. 이러한 사소한 일상을 잃어 본 사람은 안다. 얼마나 소중한지. 인슐린펌프는 이러한 사소한 일상을 내게 선물로 주었다.

당뇨병으로 고생하는 사람들에게 꼭 이야기해주고 싶다. 인슐린펌프는 평범한 일상을 다시 돌려줄 거라는 것을.

당뇨병 치료담 영상 시청

이제 일할 수 있을 것 같다

이○○(45세, 여자, 2형당뇨) 인슐린펌프 치료 3개월

당뇨병 판정은 5년 전에 알게 되었다. 내 나이 40세였으니 비교적 젊은 나이에 당뇨병 판정을 받은 것이다.

병원에서 처방한 대로 별다른 생각 없이 당뇨약을 먹었다. 당뇨약을 먹으면서 처음에는 혈당이 조절되는 것 같았다. 그런데 몸은 더 괴롭고 힘들었다.

피로감은 점점 더 심해져서 사회생활을 못할 정도였다. 당장 일해서 돈을 벌어야 하지만 너무 피곤하고 기운이 없어서 아무것도 할 수 없었다. 그러다 눈이 점점 흐릿해지기 시작했다. 다리도 자주 찌릿한 느낌이 들었다.

'아, 이거 당뇨 합병증 아닌가?'

당뇨 합병증으로 이렇게 점점 죽어가는 것인가. 괴롭고 절망스러운 날들의 연속이었다.

먹고 있던 당뇨약도 먹지 않았다. 어차피 먹어도 계속 아프고 합병증

이 올 바에는 다른 방법을 찾아봐야겠다 생각을 했다.

　당시 주변에 당뇨환자들로부터 인슐린펌프 치료에 대한 이야기를 들었다. 하지만 경제적으로 여유가 없어 쉽게 결정하지 못했다. 대신 당뇨병에 좋다는 음식을 먹고, 민간요법, 자연치유 등을 찾아서 내가 할 수 있는 건 다 해본 것 같다. 하지만 역시 소용없었다. 오히려 더 힘들

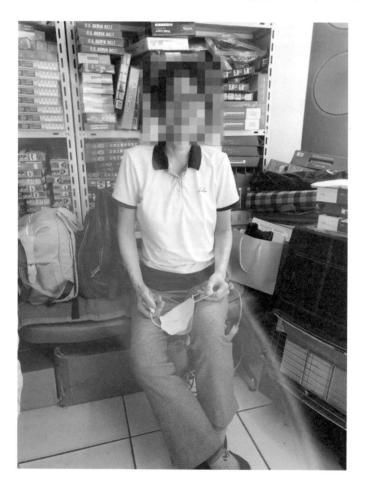

었다.

내 나이 아직 40대인데, 아직 한참 일할 나이인데 손가락 하나 까딱하기 힘들 정도로 이렇게 힘들 수 있는 것인지. 제대로 먹지 못하는 것은 둘째고 점점 신경도 날카로워졌다.

당시에는 그냥 이렇게 죽는다고 생각했다. 당뇨병이 이렇게까지 무서운 줄 몰랐다. 지금 생각해 보면 당뇨 치료가 암이나 외상치료를 하는 환자들처럼 당장 심각해 보이는 것은 아니지만 너무 지독한 병이다.

'아, 내가 당뇨병도 제대로 치료해 보지 못하고 이렇게 늙고, 죽겠구나'라는 생각에 절망감이 심했다.

그러면서 마음 한켠에 인슐린펌프 치료를 하면 살 수 있을 것 같은데 하는 생각이 있었다. 이 치료를 꼭 한번 받아보고 싶다는 간절함이 있었다.

그래서 용기를 내서 병원에 이야기를 했고 사단법인 대한당뇨병인슐린펌프협회를 통해서 도와줄 수 있는 방법을 찾아보겠다는 답변을 얻게 됐다.

내 삶에서 이런 기쁨과 감사함을 느낄 수 있는 순간이 오리라고는 상상도 못 했다.

당시 협회에서 "당뇨병은 인슐린펌프로 치료할 수 있으니 걱정하지 말라고, 고민해보고 노력을 해보겠다"는 그 말을 잊을 수 없다. 지금도 그때를 생각하면 감사해서 눈물이 난다.

협회를 통해 많은 사람들이 치료비용을 후원해 주어 인슐린펌프 치료를 시작하게 됐다.

인슐린펌프 치료를 받을 수 있도록 도와준 손길만으로도 너무 감사한데 건강까지 회복되어서 얼마나 고마운지 모른다.

당뇨약을 먹으면서는 혈당을 정상에 맞추려고 음식을 적게 먹고, 그러다 보니 기력이 없었다. 몸이 힘들어 일도 못하고 사회생활도 어려웠다. 이러한 것이 톱니바퀴처럼 반복됐었다.

그런데 인슐린펌프 치료 후 굉장히 행복하다. 아마 경험해 본 사람들은 모두 공감하리라고 생각한다. 가장 큰 행복은 마음대로 먹을 수 있다는 것. 먹는 것에 대한 부담감이나 스트레스가 싹 없어졌다. 일반 식사를 편하게 먹고, 외식도 하고, 배달 음식도 시켜 먹고. 정말 아무 걱정 없다. 그래도 혈당수치가 정상 유지된다.

사실 이것만 해결되어도 이미 천국인데 기존에 힘들었던 당뇨 증상들이 점점 없어졌다. 너무 신기하다.

인슐린펌프 치료하면 기운도 나고 당뇨 증상 없어진다는 이야기를 많이 듣기는 했지만 솔직히 '진짜 그럴까?' 하는 생각이 든 것도 사실이다. 하지만 서서히 나도 모르게 당뇨 증상들이 없어졌다.

제대로 식사하고도 혈당수치가 정상 유지된다는 것을 아니간 우선 마음이 편안하다. 그러면서 점점 기운이 나고 피로하고 지치고 이런 것이 없어졌다. 운동도 하게 되고 조금씩 일을 해도 괜찮게 됐다. 그러면서 자신감도 생기고 무엇보다 걱정했던 흐릿했던 시야가 또렷하게 잘 보이기 시작한다.

정말 놀랍다. 원래 인슐린펌프 관심이 많았지만 실제로 정말 이렇게까지 치료가 될 것이라고는 생각하지 못했다.

사단법인 대한당뇨병인슐린펌프협회에서 가끔 연락이 온다. 몸은 괜찮은지, 인슐린펌프 치료를 잘하고 있는지 종종 안부를 물어보고 연락을 준다. 생각해 보면 인슐린펌프 치료를 할 수 있게 해 준 것만으로도 너무 감사한데 건강을 회복하는 데 있어 진심으로 사소한 부분까지 세심하게 챙겨주는 부분에 항상 고마움을 느낀다.

그동안은 몸이 좋지 않아 사회생활을 못 했는데 이제는 할 수 있다는 희망이 생긴다. 조만간 일을 할 수 있지 않을까 하는 생각이 든다. 나도 도움을 받았던 것처럼 어려운 사람들에게 꼭 도움을 주고 싶다.

어지럼증에서 해방
인성금(61세, 여자, 2형당뇨)

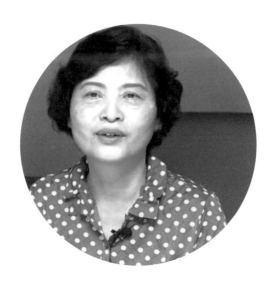

13년 전, 갑자기 어지럼증을 느끼고 나서 당뇨병인 것을 알게 되었다. 며칠 동안 이유 없이 계속 어지러웠다. 그날 운전을 하고 외출하고 들어오는데 심하게 어지러워서 결국 집에서 쓰러졌다. 그렇게 구급차에 실려 병원에 갔다.

병원에서는 당뇨병 외에 다른 이상은 없다고 했다. 계속 어지럼증을 느꼈기 때문에 혹시 뇌에 문제가 생긴 것이 아닐까 생각했지만 여러 가지 검사 결과, 당뇨병이라고 판정받았다. 그렇게 보름 정도 입원 후 집에 돌아왔다.

심한 어지럼증을 겪으면서 당뇨병인 것을 알았을 때는 살도 많이 빠져버린 상태였다. 남편은 텔레비전에 나오는 난민 같다고 할 정도였다. 그럴 수밖에 없는 것이 음식을 먹으면 바로 화장실에 갔다. 그리고 계속 배가 고팠다.

인슐린펌프 치료는 우연히 알게 됐다. 치료를 시작하기까지 고민도 많았다. 주변에서 인슐린펌프 치료는 마지막 당뇨치료 방법이라면서 만류했기 때문이다. 내 주변에 10명 중 9명은 그렇게 말했던 것 같다.

스스로도 어렵지는 않을까 하는 막연한 두려움과 불안감, 걱정이 많았다. 하지만 가족들과 상의한 후 인슐린펌프 치료를 결정했다.

인슐린펌프 치료 일주일쯤 되면서부터는 점점 살이 찌고 눈에 띄게 건강을 회복하고 있음을 느끼게 되었다. 퇴원을 한 후 집에 돌아왔을 때 정상수치가 되어 나왔다. 지금은 오히려 다이어트를 해야 한다고 농담할 정도로 건강을 회복했다.

인슐린펌프 치료를 하고 난 후 그동안 내가 잘못 알고 있었다는 것을 알게 됐다. 인슐린펌프 치료는 초기에 해야 한다는 사실 말이다.

인슐린펌프 치료는 내 삶에 많은 것을 변화시켰다. 모든 약을 끊었고, 혈당수치도 정상이며 일반식사를 하고 일상생활을 편하게 하고 지낸다.

사물이 빙글빙글 돌며 어지럼증이 한 번 오면 구토와 참을 수 없는 고통에 빠졌던 시간들도 차츰 줄어들더니 없어졌다.

무슨 일을 하려고 하면 어지럼증이 도질까 봐 겁부터 덜컥 났었지만 이제는 자유롭다. 이제 집 앞마당 화초도 가꾸고 더이상 당뇨 합병증 걱정도 없다. 인슐린펌프 치료하고 나서 삶이 완전하게 바뀌었다고 단언한다.

당뇨약도 먹어보고, 인슐린주사 치료도 해보았다. 당시에는 당뇨약과 인슐린주사만 맞으면 당뇨병을 해결해주리라 생각했었다. 하지만 일시적으로 혈당수치는 낮출 수는 있어도 유지되지는 못한다. 이미 살이 많이 빠져 있었기 때문에 여전히 기력이 없는 상태로 지낼 수밖에 없었다. 무슨 일을 해도 예전보다 힘이 많이 들었고, 바람이 불면 날아갈 것 같다는 표현이 맞을 정도로 힘들었다. 점점 악화되고 나빠지던 건강을 인슐린펌프 덕분에 되찾고 나서야 '왜, 조금 더 일찍 인슐린펌프를 시작하지 못했을까?' 후회했다. 그만큼 정상으로 돌아온 일상에 하루하루가 즐겁고 감사하다.

지금은 인슐린펌프를 통해 인슐린 주입량이 기초만 들어가고 있다. 조금 더 있으면 정상혈당 수치를 계속 유지하며 언젠가 인슐린펌프를 떼는 시기가 올 것을 기대하고 있다.

펌프를 하면 건강을 회복하는 것은 당연한 결과이다. 앞으로도 인슐린펌프와 함께 계속 건강을 유지했으면 하는 바람뿐이다.

인슐린펌프와 함께 앞으로 더 건강해질 것을 믿기에 당뇨병은 이제 두려운 존재가 아니다.

더이상 기저귀도 차지 않는다
장순희(79세, 여, 2형 당뇨) 인슐린펌프 치료 2년 차

20년 전 그날도 평소와 다름없이 늘 해오던 수영 운동을 하러 갔다. 그런데 그날따라 몸이 유독 이상했다. 늘 다니던 수영장의 물이 발에 닿자마자 차갑게 느껴졌다. 그리고 온몸의 기운이 쏙 빠지더니 물속으로 뽀르륵 하고 빠졌다.

나중에 들어보니 주변 사람들이 놀라서 나를 끄집어내고 난리가 났다고 했다. 누군가 쥬스를 가져와 먹여 정신을 차렸더니 빨리 병원에 가라고 했다.

그때 정신없이 간 병원에서 당뇨병이라는 이야기를 들었다. 당시 혈당수치가 560mg/dl이었던 것으로 기억한다.

의사도 어떻게 지금까지 당뇨병인 줄 몰랐냐며 놀라 물었다. 내자신도 너무 놀랐다. 평소 수영도 오랫동안 하고 헬스는 물론이고, 나이가 있긴 하지만 별다른 질병 없이 마라톤에 참가할 정도로 운동도 많이 하고 건강한 체질이라고 평소에도 자부했었다. 지금까지 건강에 대한 염려를 한 적이 없는데 충격이었다.

병원에서는 몸 상태가 좋지 않다며 한 달간 입원을 하라고 했다. 다행히 몸이 많이 좋아져 12일만에 퇴원을 했고 그때부터 당뇨약을 먹기 시작했다.

하지만 당뇨약을 먹어도 혈당조절이 안됐다. 된다고 생각이 들다가도 일시적일 뿐, 조금 지나면 또 올랐다. 그러다 보니 당뇨약은 자꾸 늘어났다. 처음에는 1알로 시작했지만 다음해에는 6알, 7알이 됐다.

'이상하다. 당뇨약을 먹는데 도대체 왜 혈당조절이 안 되는 거지?'라는 의문이 들었지만 달리 방법을 몰랐다.

그렇게 10년 이상을 당뇨약에 의지하며 하루하루를 버텼다. 그러다 4년 전, 74세였던 어느 날 밤이었다.

남편이 안방에서 자고, 나는 텔레비전을 보면서 거실 소파에서 잠들었다. 내 생각에는 자다가 일어나서 소변을 보러 간다고 일어난 것 같은데 그대로 툭 몸이 떨어져서 구부러지듯 쓰러졌다.

나중에 남편이 하는 말을 들어보니 내가 그 자리에서 똥, 오줌을 싸고 쓰러져 눈이 희멀건 해서 뒤집힌 상태로 심각했다고 했다.

그렇게 119를 타고 응급실에 가니 뇌경색이라고 했다. 당뇨병이 심하고 오래되어 이제 당뇨합병증이 왔다는 것이었다.

이후, 잠을 제대로 잘 수 없는 불면증이 이어졌고, 발가락에서 찌릿한 통증을 느끼는 등 온몸에서 원인 모를 통증이 이어졌다. 뇌경색으로 인해 언어장애와 대소변 조절 장애까지 생겨 기저귀까지 착용하지 않으면 안 되는 상황까지 이어졌다.

살아도 사는 게 아니었다. 오줌, 똥을 내 의지와 상관없이 줄줄 싸고 잠은 제대로 들지도 못하고 밥맛도 없었다. 발가락도 쑤시고 가만히 있어도 쉬는 게 아니었다. 그때만 생각하면 지금도 눈물이 난다.

'그렇게 건강했는데 왜 이렇게 되었나?'

친한 친구 중에도 당뇨병으로 발가락 수술도 하고 머리에 종기가 터져 일찍 죽은 친구가 있다.

그 친구가 생각나면서 '아, 나도 이제 끝이구나! 나도 언젠가 발이 절단되거나 다른 병으로 죽게 생겼다'는 생각이 들었다.

그래서 거의 반포기를 하고 '끝이다'는 생각에 조금씩 죽음을 준비했다. 직접 영정사진까지 준비했지만 차마 남편이나 가족에게는 말하지 못했다.

아들도, 남편도 나만 바라보면 울었다. 누가 알겠는가. 살아있어도 서서히 죽어가는 그 마음을. 점점 죽음을 향해 가는 내게 지인이 '인슐린펌프' 치료를 해보라고 권했다.

더이상 고민을 할 시간도 없었기 때문에 당장 하러 갔다. 너무 놀라운 것은 인슐린펌프 치료 며칠 만에 혈당수치가 안정적으로 떨어진 것이었다. 정말 신기하고 얼떨떨했다.

그 오랜 시간 혈당수치가 떨어진 것을 본 적이 없었다. '이게 정말 내 혈당수치가 맞나?' 하는 생각이 들 정도로 놀라웠다.

인슐린펌프 치료를 하러 입원했을 때 일반식사를 했다. 고기랑 흰 쌀밥을 많이 먹었다. 입맛에도 맞고 잘 들어갔다. 기분이 좋아지면서 서서히 기운도 돌고 머리가 맑아지는 변화가 오기 시작했다.

지금은 평균적으로 대부분 아침 공복혈당 수치가 112mg/dl이다.

인슐린펌프 치료 2년 차, 지금은 건강을 회복하여 일상생활을 누리면서 지내고 있다. 더 바랄 게 없다. 이제는 어디 아픈 곳도 없고 정기적으로 건강 체크하러 병원에 가지 무슨 질환이 있어서 가지는 않는다. 혈당도 정상수치로 유지하고 있고. 기존에 겪었던 불면증, 발 저림 증상도 싹 없어졌다. 더이상 기저귀도 차지 않는다.

몸이 건강해지니 욕심도 생긴다. 예전에는 당장 오늘밤 죽을 것만 같았는데 이제는 소소한 기쁨을 누리는 행복에 이것도 하고 싶고, 저것도 하고 싶고. 그저 행복하다는 말밖에는 할 수 있는 말이 없다.

나는 누구보다 건강에 자신했던 사람이다. 그런데 사람이 힘들어지는 게 한순간이었다. 그 기회를 놓치지 않았으면 좋겠다. 인슐린펌프 치료를 안다면 바로 시작하라고 꼭 말하고 싶다.

간혹 인슐린펌프가 거추장스럽지 않냐고 물어보는 사람들도 있다. 하지만 실제로 해보면 전혀 그렇지 않다. 내가 사용하기에도 쉽고 간편하다. 일상생활을 다 해도 될 정도로 가뿐하고 편하다. 무엇보다 건강을 되찾는 일인데 초반에 적응하기 위한 불편함은 감수해야 한다고 생각한다.

인슐린펌프 덕분에 다시 살게 된 인생, 자신감 있게 건강하게 살 수 있어서 행복하다.

다시 살아난 췌장기능
김근형(38세, 남, 2형 당뇨) 인슐린펌프 치료 2년

당뇨병이 찾아온 것은 지금으로부터 8년 전, 30살이라는 젊은 나이에 당뇨병 판정을 받았다.

그 무렵, 갑자기 살이 엄청 빠졌다. 평소 78kg으로 보통 남자의 평균 몸무게였다. 그런데 계속 살이 빠지기 시작하더니 거의 63kg까지 살이 빠졌다.

당시에는 정신적으로 충격받은 일이 있어 스트레스 때문에 살이 빠진 것이라 생각했다. 당뇨병일 거라고는 꿈에도 생각하지 못했다.

갑작스런 체중감소는 일상생활에도 영향을 미쳤다.

서른 살의 남자면 한창 기운 있고 체력이 좋을 나이이지만 금방이라도 쓰러질 것처럼 늘 힘이 없었다. 피로도도 너무 높아 일 하는 것도 쉽지 않을 정도였다.

그때 혈당수치가 358mg/dl이었다. 당뇨병 판정을 받고 병원에서 주는 당뇨약을 복용했고, 나름 혈당 관리를 한다고 노력했다. 하지만 체력뿐만 아니라 시력까지 이상이 생기면서 덜컥 겁이 났다.

체력이 떨어지고 기운이 없는 것은 몸이 힘들긴 하지만 그럭저럭 정신력으로 버틸 수 있었다. 그런데 당장 밥 먹고 살아야 하는데 시력을 잃어버린다는 것은 다른 느낌이었다.

당뇨병 판정을 받기만 했을 때도 아직 젊으니깐 괜찮을 거라 생각했는데 당뇨합병증이 눈으로 왔다는 생각이 드니 두려움이 몰려왔다.

췌장(내분비) 기능 씨펩타이드(C-Peptide)라는 수치는 처음에는 한 5.6ng/ml정도였다. 그런데 계속 당뇨약을 복용하다 보니 2.1ng/ml까지 떨어졌다. 정상인이 9~10ng/ml까지 나와야 한다고 했는데 췌장 기능이 엄청 떨어진 것이다.

그때 당뇨약으로는 더이상 혈당조절이 제대로 되지 않고 당뇨 치료가 어려울 것이라는 생각을 했다.

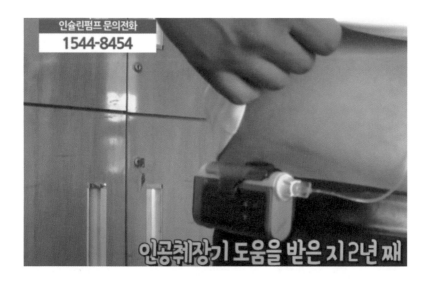

당뇨병에 대해 제대로 알지 못하고 관심을 두지 않았지만 눈의 이상 증상을 느끼고 당뇨합병증까지는 생기면 안 된다는 두려움에 공부를 시작했다. 그리고 지금하고 있는 당뇨 치료 방법에 대해 의문이 들면서 당뇨 치료 방법을 바꾸기로 결심했다. 그렇게 선택한 것이 바로 인슐린펌프 치료.

물론 처음에 인슐린펌프 치료를 한다고 하니 끝까지 갔다면서 부정적인 시선으로 바라봤다. 그때 살짝 흔들리긴 했지만 오직 '사실'에만 집중했다. 당뇨약이 당뇨치료에 절대 도움이 되지 않았고 췌장기능을 점점 떨어뜨렸다는 그 사실에 집중하고 치료를 결심했다.

인슐린펌프 치료를 한 지 이제 2년째 접어들었다.

먹고 싶은 것을 편하게 먹으면서도 안정적인 혈당 관리가 된다는 점에서 고민할 필요 없이 선택해야 할 치료라고 생각한다.

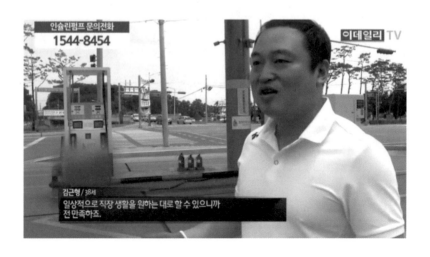

그러나 이것보다 더 중요한 점은 바로 췌장 기능이 다시 살아난다는 부분이다. 인슐린펌프 치료를 믿고, 무엇보다 가장 신뢰하는 부분이기도 하다.

최근에 검사했을 때 췌장 기능이 4.5ng/ml가 되었다. 인슐린펌프 치료하기 전 2.1ng/ml에서 2배 정도 살아난 것이다.

앞으로 남은 인생이 긴데 당뇨병을 제대로 치료하지 못하면 내 사랑하는 가정은 누가 지키나. 내 가정을 지키는 가장으로써 나는 건강을 회복해야 했고 시력을 잃어버려서는 안 되는 일이었다.

지금은 건강을 되찾아 너무나도 행복하다. 다만 당뇨병 초기에 바로 인슐린펌프 치료를 했으면 얼마나 좋았을까 하는 아쉬움이 좀 있다. 그러나 지금이라도 제대로 된 당뇨 치료를 할 수 있다는 것만으로도 만족한다.

당뇨병 치료담 영상 시청

남은 왼쪽 눈을 지키기 위해
인슐린펌프 치료한다
정해창(남, 2형당뇨)

당뇨병이 이렇게 무서운 병인 줄 몰랐다. 나는 당뇨합병증으로 오른쪽 눈을 잃었다.

지금으로부터 약 15년 전 당뇨판정을 받았다. 갑자기 쓰러져서 병원에 갔더니 당뇨병이라고 했다.

병원에서 당시 혈당수치가 그렇게 높은 편은 아니라며 당뇨약을 처방해 주었다. 병원에서 시키는 대로 하루에 한 알씩 먹었다. 하지만 시간이 지날수록 점점 당뇨병이 심해졌다. 혈당조절은 안되고 당뇨 먹는 약의 숫자는 점점 늘어났다.

당뇨합병증으로 눈을 잃은 것은 5년 전이다. 크게 다쳐서 병원에 입원한 적이 있는데 어느 순간 오른쪽 눈의 시력이 점점 안 좋아지더니 지금은 아예 안 보인다.

당뇨병으로 고생하는 것을 본 목사님이 '인슐린펌프' 치료를 알려줬다. 목사님도 당뇨환자였고 인슐린펌프 치료를 하고 있었다. 본인이 하고 나니 당뇨 치료에 도움을 받았다고 꼭 해보라고 했다.

그래서 다니던 담당 의사에게 '인슐린펌프'를 물어봤다. 하지만 내게 어떤 이유도 없이 무조건 하지 말라고 말렸다. 그래서 인슐린펌프 대신 당뇨약을 계속 먹었다.

만약 그때 바로 인슐린펌프 치료를 했으면 어떻게 됐을까 하는 생각을 한다. 당뇨병을 치료할 기회를 놓쳤던 것이다.

몸은 점점 안 좋아져서 당뇨약과 인슐린주사 치료를 병행하기 시작했다. 혈당관리는 계속 실패했고 건강은 더욱 안 좋아졌다. 결국 스스로 인슐린펌프 치료를 결심했다.

당시 의사는 말렸지만 주변에 인슐린펌프 치료를 하는 사람들을 지켜보고 사례자들의 이야기도 들어보니 아무래도 믿음이 계속 갔다.

인슐린펌프 치료를 하기 위해 병원에 갔을 때 혈당수치가 300mg/dl이었다. 그런데 인슐린펌프 치료 일주일 만에 혈당 수치가 125-150mg/dl을 유지하고 있었다. 정말 신기했다.

이전에는 다리에서 계속 쥐가 났는데 그 증상도 사라지고 잠도 너무 잘 잤다. 인슐린펌프 치료 후에는 먹고 싶은 음식도 마음대로 먹을 수 있고 모든 것이 다 좋았다.

지금은 '조금 더 일찍 인슐린펌프 치료를 시작했더라면 어떻게 되었을까'라는 생각을 많이 하게 된다. 지금이라도 늦지 않게 치료를 시작해서 다행이라고 생각하고 있다. 정말 만족한다. 이미 오른쪽 눈을 잃었지만 왼쪽 눈을 지키기 위해 앞으로 인슐린펌프 치료 열심히 할 생각이다.

인슐린펌프 마음대로 떼지 마세요

조삼례(59세, 여, 2형당뇨)

지금으로부터 20년 전인 38살 젊은 나이에 처음 당뇨 판정을 받았다.

당시에 남편에게 여자가 있다는 사실을 알고 너무 괴롭고 힘들어서 밥 대신 소주만 먹으며 지내던 시절이었다. 처음에는 빈혈인 줄 알고 병원에 갔는데 당뇨라고 했다. 젊은 나이였기에 대수롭지 않게 생각했다. 병원에서 주는 당뇨약을 먹으면서 지냈다.

당뇨약 반알부터 시작했지만 10년이 지나니깐 인슐린주사까지 맞게 됐다. 당뇨약과 인슐린주사를 맞아도 당시 혈당수치는 180-230mg/dl이었다. 심할 때는 300mg/dl까지도 올라갔다.

당뇨로 인해 피로가 심하고 힘들었지만 가족을 위해 열심히 일하면서 살았다. 하루에 3번 나누어 일을 했다. 새벽에 한번, 점심에 한번, 저녁에 한 번씩 청소 일을 하면서 잠도 중간에 2시간씩 나누어서 잘 정도로 정말 열심히 살았다.

당뇨병 판정 이후 당뇨약과 인슐린주사 치료를 꾸준히 했지만 혈당
수치는 점점 높아져 갔고, 당뇨 증상도 더욱 심해졌다. 그러더니 어느
순간부터 손끝에 감각이 없고 발바닥은 동전을 밟고 있는 느낌이 들었
다. 2년 전부터는 눈에 모기가 떠다니는 것처럼 보였다.

아들은 당뇨합병증 아니냐며 인공췌장기인 '인슐린펌프' 치료를 해보
자고 권하며 반강제로 병원에 데리고 갔다.

사실 지금 인슐린펌프 치료를 두 번째 시작하는 것이다. 2018년도에
인슐린펌프 치료를 했고 당시 평균 100mg/dl 혈당 수치를 유지하면서
그동안 겪었던 당뇨 증상들도 없어졌다. 당뇨증상도 없어지고 혈당도
정상수치를 유지를 하니깐 스스로 당뇨병이 나아졌다고 생각했었다.
그래서 인슐린펌프를 멋대로 떼고 착용하지 않았다.

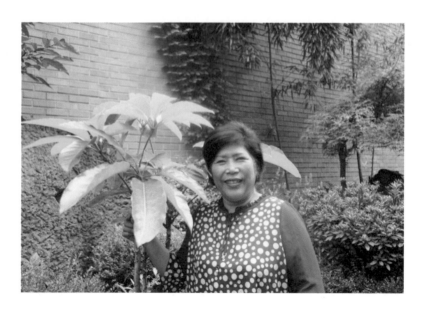

인슐린펌프를 떼고 나니깐 다시 손끝의 감각이 없어지고 눈에 모기가 떠다니는 증상이 또 느껴지기 시작했다.

그때 느꼈다. '아, 인슐린펌프 덕분이었구나!'

1년만에 다시 인슐린펌프 치료를 하게 됐다. 인슐린펌프 치료를 다시 하기 위해 왔을 때 혈당수치가 400mg/dl이 넘었다. 하지만 인슐린펌프 치료 후 지금은 식전 110-120mg/dl, 식후 125mg/dl이 나온다.

시행착오를 경험하고 난 후 비로소 당뇨병과 인슐린펌프 치료에 대해 제대로 알게 됐다.

인슐린펌프 치료를 하고 나면 곧바로 당뇨증상도 없어지고 혈당 수치도 정상을 유지하기 때문에 당뇨병이 나았다고 생각할 수 있다. 그래서 당장 인슐린펌프를 떼버리고 싶은 마음도 들 수 있지만 의료진의 지도에 따라 해야 한다는 것을 강조하고 싶다.

인슐린펌프 치료를 다시 하러 오기 전까지 우울증이 심하게 왔다. 내 인생을 돌아보면 서러웠다. 열심히 살았는데 왜 내게 이런 시련이 온 것인가. 사람들과 대화하고 싶지 않았다.

당뇨 합병증으로 다리 절단하는 사람들 이야기를 들으면 '나도 저렇게 되는 거 아닌가' 걱정부터 앞섰다.

내가 자식한테 짐이 되지는 않을까 하는 생각도 들면서 자살을 해야 하나 하는 생각도 들었다.

사람이 순간적으로 잘못 마음을 먹으면 자살을 한다. 나도 인슐린펌프를 다시 치료하기 전까지 몸과 마음이 모두 지치고 힘들었기 때문에 죽고 싶었다.

하지만 인슐린펌프 덕분에 다시 건강을 되찾았으니깐 살아있는 것에 감사하게 됐다.

당뇨병으로 힘든 많은 환자들도 '인슐린펌프'로 건강하고 행복한 삶을 누리고 감사하는 삶을 살 수 있으면 좋겠다.

장애인 금메달 리스트의 우승 비결

정수환(58세, 남, 2형 당뇨) 인슐린펌프 치료 2년차

2018년 장애인 전국 체전에서 1위를 했다. 인슐린펌프 아니었으면 1 위는 엄두도 내지 못했을 것이다. 인슐린펌프 치료 전에는 계속 떨어지는 체력으로 아무것도 할 수 없었다. 하지만 인슐린펌프 치료 후 몸에 근육도 붙고 지구력도 많이 생겨서 1위를 하게 된 것 같다.

2002년도에 불의의 사고로 다치면서 하반신 마비가 왔다. 그때 병원에서 검사를 하니 혈당 수치가 300mg/dl 넘게 나왔다. 하반신 마비에 이어 당뇨 판정까지.

그때부터 병원에서 처방해준 당뇨약을 먹었다. 하지만 당화혈색소 검사를 3개월에 한 번씩 하면 수치가 계속 올라갔다. 단백뇨 같은 게 소변으로 빠지는 것 같고 체중도 계속 빠지고 몸에 힘이 없었다. 먹는 것도 마음대로 먹지 못하고. 극심한 피로감에 일상생활이 너무 힘들었다.

이대로는 안 되겠다는 생각이 들어 인슐린펌프 치료를 하게 됐다.

인슐린펌프 치료 후 당화혈색소도 정상으로 돌아오고 몸에 살도 찌기 시작했다. 먹는 것도 마음껏 먹고 힘이 생기기 시작했다.

비록 불의의 사고로 하반신 마비라는 인생 최대의 시련이 찾아왔고 거기에 당뇨병까지 겹쳤지만 당당히 지역 대표 장애인 선수가 될 수 있었던 것은 '인슐린펌프' 덕분이다.

특히 경기가 크건 작건 상관없이 경기마다 참가할 수 있는 것은 인슐린펌프가 최상의 컨디션을 만들어주기 때문이다.

최상의 컨디션으로 도전하는 경기! 당연히 결과도 좋다.

2018년도에는 1위 금메달! 2019년에는 2위 은메달로 골인!

인슐린펌프로 당뇨병 치료 방법을 바꾼 후 1년 만에 건강을 회복하고 얻은 값진 결과이다.

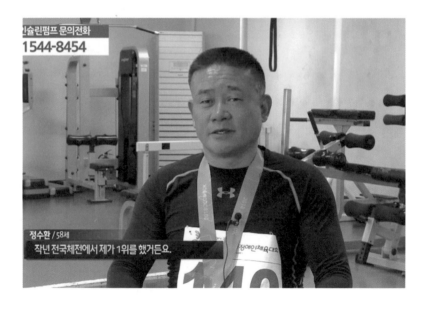

인슐린펌프 문의전화
1544-8454

정수환 / 58세
작년 전국체전에서 제가 1위를 했거든요.

앞으로 장애인 국가대표 선발전이 강원도 양양에서 있다. 그때 16km하고 72km하고 두 가지 종목이 있는데 두 가지 모두 참가하려고 한다. 인슐린펌프 치료한 지 1년이 넘었으니깐 더 힘을 내 운동을 해서 장애인 국가대표로 선발되기 위해 노력할 것이다.

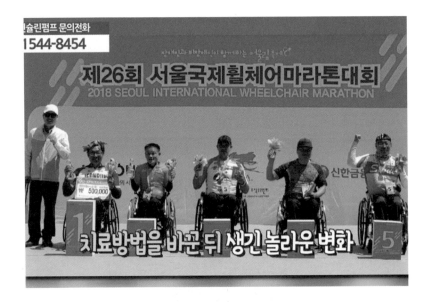

당뇨병 치료담 영상 시청

당뇨30년 세월 인슐린펌프로 보상받은 느낌
이운수(67세, 남, 2형당뇨)

처음 당뇨를 알게 된 것은 1988년도에 알게 되었다. 32년 동안 당뇨병을 치료하면서 우여곡절 다 겪었다.

1988년, 손을 다쳐서 1년 동안 병원에 입원하게 되었다. 입원하는 동안 이상하게 물도 많이 먹고 화장실도 자주 가고, 몸의 이상을 느끼게 되었다. 그때 당뇨 판정을 받았다.

바로 병원에서 처방해주는 당뇨약과 인슐린주사를 처음부터 병행하게 되었다. 처음에는 당뇨약 2알부터 시작했고, 인슐린주사도 하루에 1대씩 맞았다. 손을 치료하기 위해 입원을 했던 터라 상처가 잘 아물기 위해서는 당뇨약과 인슐린주사를 병행해야 한다고 했다.

하지만 당뇨약과 인슐린주사 치료를 이렇게 오랜 시간 동안 하게 될 줄은 꿈에도 몰랐다. 혈당수치는 평균 250mg/dl이 나왔고, 심할 경우에는 측정 불가 표시도 보이기까지 했다. 당화혈색소도 8-13%까지 나왔고, 정상 수치 6~6.5%에 비해 높은 상태를 계속 유지했다.

좀처럼 잡히지 않는 혈당수치로 인해 보리밥을 먹으며 식이요법과 당뇨에 좋다는 민간요법을 모두 해보았지만 소용없었다. 지금으로부터 2년 전에는 당뇨 합병증으로 인해 망막 수술과 간 수술까지 하게 되었다.

제대로 음식을 먹지도 못하는데 혈당수치와 당화혈색소는 정상 수치를 유지하기 힘들었고, 당뇨 합병증으로 인해 몸은 힘들었다.

무엇보다 견디기 힘든 것은 살이 엄청 빠지기 시작한 후였다. 평균 86kg을 유지하던 몸무게가 어느 순간 67kg까지 짧은 시간에 19kg가 빠지게 된 것이다. 말로 표현할 수 없는 고통이었다.

당뇨약과 인슐린주사를 병원에서 처방해준 대로 꾸준히 복용했음에도 불구하고 당뇨병 증상은 더욱 심해지는 것 같았다. 일상생활을 하기가 어려울 만큼 괴로웠다.

그러던 어느 날 당뇨병으로 고통스러워하는 모습을 본 동생이 '인슐린펌프' 치료에 대해 알려주었다. 마음대로 먹으면서도 일상생활도 하고 당뇨 증상과 합병증 예방까지 된다고 하는데 솔직히 믿지 못했다. 30년 가까이 당뇨약과 인슐린주사로도 치료하지 못한 당뇨병이었기 때문이다.

처음에는 진료만 보자는 심정으로 병원에 찾아갔고 지푸라기라도 잡는 심정으로 '인슐린펌프' 치료를 시작했다.

큰 기대를 하지 않았는데 놀랍게도 입원 후 인슐린펌프 치료 3일 만에 신기한 일이 생겼다. 혈당수치가 정상을 유지하기 시작한 것이다. 그

오랜 기간 당뇨병을 앓았지만 처음 보는 혈당수치였다. 더군다나 보리
밥이 아닌 흰 쌀밥을 먹었고, 고기랑 반찬을 마음껏 먹은 일반식사 후
였다. 내 마음대로 음식을 먹었는데도 정상혈당을 유지할 수 있다니 믿
어지지 않았다.

인슐린펌프 치료 후 2주 만에 3kg 이상 살이 찌고 지금은 혈당도 공
복 130-140mg/dl을 유지하고 있다.

'마음대로 먹는다' 이것만 하더라도 행복함은 말로 표현하지 못한다.
사람이 살아가는데 먹는 즐거움이 50%이상은 차지한다. 먹는 걱정이
사라지니깐 스트레스도 저절로 없어지고 마음에 안정이 찾아오면서 감
사함을 느끼고 있는 요즘이다.

인슐린펌프 치료로 인해 그동안 잘못 알았던 건강 상식도 반성하게

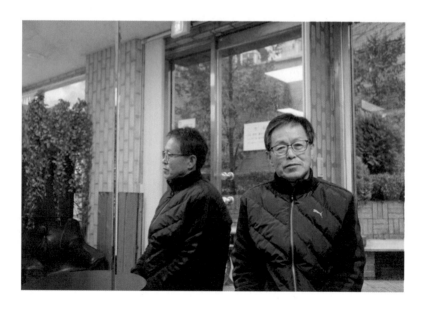

되고 마음가짐이 바뀌게 되었다. 오랜 시간 인슐린펌프 치료를 몰랐던 것이 매우 후회스러울 정도이다.

'조금 더 일찍 인슐린펌프 치료를 알았더라면….' 아쉬운 마음이 간혹 들 때가 있다.

인슐린펌프 치료를 하기 위해 병원에 2주 정도 입원을 했을 때였다. 퇴원을 앞두고 모두 만족스러운 치료였지만 한 가지 걱정이 되었다.

'지금은 병원에 입원을 하니 운동도 열심히 하고 쉬니깐 혈당 수치가 정상으로 유지되는 것은 아닐까? 다시 집으로 돌아가서 일도 하고 운동을 제대로 못하면 다시 혈당이 올라가지 않을까?'

그러나 퇴원 후 일상으로 돌아왔지만 여전히 인슐린펌프를 통해 건강하게 일상생활을 유지하고 있다.

돌이켜보면 고통스러운 30년이었다. 당뇨병에 좋다는 식이요법, 민간요법, 당뇨약, 인슐린주사 등 모두 치료해 보았지만 결국 간과 망막 수술까지 했다. 지금이라도 행복하게 고통스럽지 않게 건강하게 지낼 수 있는 것은 바로 '인슐린펌프' 덕분이다.

입원을 하는 동안 '인슐린펌프' 치료를 고민하는 사람을 보게 되었다. 안타까웠다.

'나보다 젊고, 혈당 수치도 낮아서 지금 치료를 시작하면 더욱 행복한 생활을 할 수 있을텐데…'라는 생각이 들었다.

당뇨병을 앓고 있는 사람들에게 말해주고 싶다.

"인슐린펌프 치료를 고민하지 마세요! 지금 당장 치료를 시작해보세요!"

나는 더이상 당뇨가 두렵지 않다. 그리고 지금은 매우 행복하다. 나는 너무 늦게 알아 뒤늦게 인슐린펌프 치료를 시작했지만 많은 사람들이 하루빨리 인슐린펌프 치료를 시작해서 나같이 고통받지 않았으면 하는 바람이 크다.

인슐린펌프 치료 몰라서 못하는 건 안타까워
최순옥(60세, 여, 2형당뇨)

직접 체험해보니까 너무 좋다. 당뇨로 힘든 사람들이 정말 많은데 인슐린펌프 치료를 몰라서 못하는 사람들이 정말 많다. 이렇게 좋은 치료가 있는데 정보가 없다는 것도 안타깝고 제대로 알지도 못하고 당뇨병 말기에 하는 것으로 착각하는 것도 안타깝다.

그래서 내가 사는 고창지역에 인슐린펌프 치료를 열심히 알리고 있다. 한 사람이라도 건강을 되찾고 행복을 찾고 삶의 의미를 찾으면 좋겠다는 생각으로 전한다. 인슐린펌프로 찾은 행복 나만 가지고 있기보다 나누면 더 좋지 않을까.

인슐린펌프 치료는 당뇨병 말기에 하는 것이 아니다. 초기일수록 빨리하면 정말 관해(완치)가 가능하다.

강력추천하는 이유는 일단 식사! 고기반찬과 흰 쌀밥을 맛있게 먹을 수 있기 때문이다. 인슐린펌프 치료 전에는 밥을 먹어도 먹는 것 자체가 무서웠다. 당뇨약을 먹을 때여서 제대로 소화도 안되고 먹고 나서 힘들었다. 지금처럼 흰 쌀밥을 먹을 수 있을 거라고는 상상도 못했다.

당뇨병 발병 후 3년 간 당뇨약을 복용했지만 몸이 나아지기는커녕 나날이 엉망이 되어갔고 잇몸이 부어 음식을 마음 편히 먹을 수 없었다.

하지만 인슐린펌프 치료를 한 후 잇몸이 너무 좋아졌다. 피부도 좋아졌고 생기가 도니 사람들이 다들 놀란다. 점점 췌장이 회복되면서 주입되는 인슐린 양도 줄어들고 있다.

처음에는 20단위 주입했지만 지금은 7, 8단위 정도 들어가고 있다. 그만큼 내 몸이 좋아졌다는 증거다.

사실 당뇨병을 앓고 있는 사람들에게는 당뇨병뿐만 아니라 당뇨합병증에 대한 두려움이 크고 실제로 당뇨합병증으로 고통받는 사람들이 많다. 인슐린펌프는 당뇨병은 물론 합병증까지 예방될 수 있기 때문에 많은 환자들에게 이처럼 용기와 희망을 줄 수 있는 치료법은 없는 것이다.

어디 그 뿐인가. 입원하면서 당뇨병 발병 후 초기에 치료해서 관해(완치) 된 사람들도 봤다. 모두들 당뇨병은 완치가 없다고 하지만 분명히 인슐린펌프 치료는 나을 수 있고 기계를 떼고 건강하게 사는 사람들을 여럿 봤다. 이것이야말로 희망적인 치료인 것이다.

몸이 아프면 내 자신도 고통스럽지만 가족도 함께 힘들어지는 것을 알기에 이 좋은 치료법을 혼자만 알아서는 안 된다는 사명감이 있다.

나는 오늘도 우리 지역 고창의 사람들을 만날 때마다 인슐린펌프 치료를 알리고 있다. 나의 건강과 가족의 행복을 위해 인슐린펌프 치료를 주저하지 않았으면 좋겠다. 하루빨리 꼭 치료를 해서 행복한 삶을 누리면 좋겠다.

당뇨병 치료담 영상 시청

당뇨치료 위해 위절제술까지 했지만
소용없었다
장호연(남, 2형당뇨) 인슐린펌프 치료 10일

브라질에서 살고 있다. 힘든 이민 생활 때문인지 당뇨가 왔다. 3일 만에 몸무게가 10kg이 빠지고 결국 정신을 잃고 쓰러져 손 하나 까딱할 수 없는 지경에 이르러 병원에 실려 갔다. 그때 받은 판정이 당뇨.

당뇨 판정을 받고 가장 먼저 먹는 약을 처방받아 복용했다. 그때는 몰랐다. 약으로는 당뇨가 치료되지 않는다는 사실을. 당뇨치료에 쓰이는 약 중 가장 좋은 약이라며 의사가 권한 약은 오히려 건강을 더 나쁘게 만들었다.

불행은 여기서 그치지 않았다. 1년 동안 의사 처방대로 열심히 당뇨약을 복용했지만 결국 위 절제 수술을 받게 됐다.

수술받기 전 혈당이 520mg/dl. 인슐린주사 치료를 시도했었는데 부작용으로 피부가 자꾸 가렵고 붓는 바람에 3번 만에 포기했다. 그러다 어쩔 수 없이 의사의 권유로 위 절제 수술을 결심하게 됐다.

병원에서는 위 절제 수술만 받으면 마치 금방이라도 당뇨가 완치될 것처럼 말했다. 그리고 당뇨 치료 효과에 대해서 확신하듯 말했다.

'평소에도 소식을 하는 편인데 정말로 위절제술이 필요한 것일까? 정말 수술하면 당뇨가 완치될 수 있을까?'

의심이 들어 망설였지만 다른 방법이 없는 것 같아 결국 수술을 진행하게 되었다.

그러나 위 절제 수술 후 결과는 예상과 달랐다. 분명 1~2년 안에 완치가 된다고 했지만 건강은 전혀 나아지지 않았다. 수술 후에도 계속해서 당뇨약을 복용해야 했고 혈당은 좀처럼 잡히지 않았다. 돈도 건강도 모두 잃은 것 같았다. 수술은 이미 받았으니 돈은 어쩔 수 없다 치고, 건강을 잃었다는 것이 너무 슬펐다. 건강은 억만금을 준다 해도 바꾸고 싶지 않은 소중하고 중요한 것이기 때문이다.

위 절제 수술 후 밤마다 통증이 있었기 때문에 위 통증을 완화시키는

일자			빈 출 딘 양			혈		당		지	
월 일	식사량			기초량		아침		점심		저녁		취침
일	아침	점심	저녁	낮	밤	식전	식후	식전	식후	식전	식후	취침전
2							64 5?C	450	338	##11? 306		381
3	6	6	6	6	6	241	511	104	257	205	361	236
4	10	10	10	7	8	151	247	118	283	129	160	189
5	13	13	12	8	10	152	418	204	23?	149	306	226
6	(15) 14	14	12	8	10	249	50?	155	234	136	190	215
7	15	16	14	10	10	131	206	163	214	207	125	182
8	17	18	14	12	12	149	99	82	160	114	143	128
9	16	19	14	12	12	118	343	90	180	143	265	220
10	16	21	15	12	13	116	136	252	137			
11	16											

약을 먹었다. 당뇨약은 물론이고 고지혈증까지 생겨 약은 점점 늘어났다.

위 절제 수술을 했음에도 당뇨 완치는커녕 당뇨합병증이 시작되고 있었다. 그야말로 절망적이었다.

시력도 문제가 생겼다. 과거에 눈이 침침하고 잘 안 보여서 백내장 수술을 받은 적이 있다. 그런데 시간이 지나자 또 눈이 잘 안 보이기 시작했고, 수술이 잘못된 것은 아닐까 걱정스러운 마음에 병원을 찾았다. 병원에서는 수술 문제가 아니라 당뇨 합병증으로 눈이 안 보이는 것이라고 했다.

게다가 신장에도 적신호가 켜졌다.

당뇨병 치료를 위해서 수술을 하고, 병원에서 시키는 대로 열심히 했지만 돌아오는 것은 절망이었다. 1~2년 안에 당뇨가 나아질 거라던 병

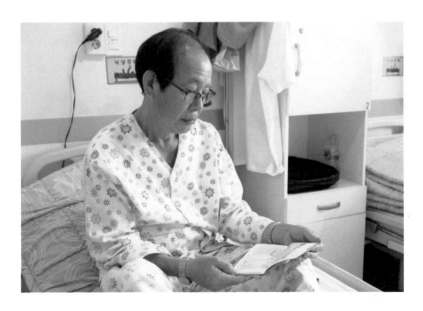

원에서는 더이상 약이 듣지 않는 것 같다며, 인슐린 주사를 맞아야 한다고 했다. 배신감이 들었다. 인슐린 주사 부작용으로 수술을 권하더니 결국에 다시 인슐린 주사를 권하는 병원을 이제 더이상은 믿을 수가 없었다.

당뇨약이 치료에 큰 효과가 없음은 이미 몸으로 경험을 했기 때문에 친한 후배가 인슐린펌프 치료를 권했을 때 바로 시작했다. 인슐린펌프 치료는 음식을 마음껏 먹을 수 있고 마음 편하게 치료를 할 수 있어 좋았다. 그리고 치료 효과는 바로 정상혈당으로 나타났다.

인슐린펌프 치료를 위해 처음 입원했을 당시 혈당수치가 480mg/dl이었다. 그리고 10일 후에는 식후혈당이 140~150mg/dl. 이제야 제대로 된 치료가 시작됐구나 생각이 들었다. 인슐린펌프 치료 후 컨디션이 너

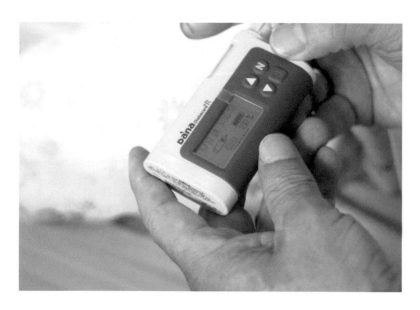

무 좋아졌다.

일단 늘 물에 젖은 솜처럼 무거웠던 몸이 가벼워졌고, 정신적으로나 신체적으로 가뿐한 기분이 들었다. 몸이 건강해지는 것을 체감할 수 있었다.

왜 진작 인슐린펌프를 달지 않았을까 후회가 됐다. 미리 달았더라면 위절제술을 할 필요도 없었을 텐데.

혈당수치에 대한 압박과 스트레스는 정말 겪어보지 않은 사람은 모른다. 음식 하나도 제대로 먹을 수 없고 혈당에 집착하다 보니 스스로가 예민해지고 힘이 들었다. 인슐린펌프 치료를 시작하면서부터는 먹고 싶은 것을 다 챙겨 먹고도 혈당이 정상범위 안에서 안정화되니 마음이 편해지고, 기분이 좋아졌다. 스트레스에서 벗어나니 건강이 저절로 회복되는 것 같았다. 마치 10일 만에 일어난 기적과 같았다.

브라질에 이민간 사람들 중에 특히 당뇨로 고생하는 사람들이 많다. 주변에도 당뇨 합병증으로 인해 먼저 세상을 떠난 사람들이 많았다. 인슐린펌프라는 기계가 있는지도 모르는 사람들이 많은 것이 너무나 아쉽다.

정말 꼭 알리고 싶다. 당뇨도 치료할 수 있다는 희망, 이 기쁜 소식을 어떻게 하면 잘 전할 수 있을까? 어떻게 해야 이 기적을 사람들이 믿어줄까?

사람을 살리는 기계인 인슐린펌프, 그러나 외국 기계의 경우 가격이 너무 비싸 환자들에게 큰 부담이 될 수 있다. 합리적인 비용으로 치료가 가능한 국산 인슐린펌프가 있다는 사실을 확실히 알려 많은 사람들이 경제적인 부담 없이 당뇨 치료를 받을 수 있기를 바란다. 그냥 치료가 아닌 진짜 치료! 진짜 치료를 받을 수 있기를 바란다.

인슐린펌프가 삶의 희망을 갖게 해줬다

조택환(남, 2형당뇨) 인슐린펌프 치료 일주일

10년 전 당뇨 판정을 받았다. 당시에는 대수롭지 않게 생각했다. 아직 몸에 특별한 증상이 나타나지 않았기 때문이다. 하지만 4년 전부터 급격히 증세가 나빠졌다.

"아 이게 당뇨구나…" 말로만 듣던 당뇨 증세들이 실제로 나타나기 시작했다.

그래도 방심하고 있었다. 그저 당뇨약을 먹고 하면 낫겠지 하는 가벼운 마음으로 병원에 갔더니 인슐린 주사와 당뇨약을 처방해줬다. 당시 혈당수치는 평균 300mg/dl. 가장 높아졌을 때는 500mg/dl까지 올라갔다.

당뇨약을 먹기 시작한 초반에는 혈당이 살짝 잡히는 듯했다. 하지만 점차 약이 들지 않았고 복용해야 하는 당뇨약의 양은 계속해서 늘어났다. 아무런 반응도 효과도 없는 약을 뒤로 하고 결국 민간요법에 기대게 되었다.

여주, 돼지감자. 당뇨에 좋은 음식을 검색하면 가장 먼저 나오는 것들이다. 선택의 여지가 없었다. 당뇨에 좋다는 음식이라면 무엇이든 찾아 먹었다. 그것 말고는 할 수 있는 게 없는 것 같았다. 하지만 민간요법도 당뇨약과 마찬가지였다. 일시적으로 혈당이 약간 떨어질 뿐 치료에는 전혀 도움이 되지 않는다는 것을 알게 되었다.

그건 내 몸이 말해줬다. 몸은 점점 나빠져 갔다. 건강이 쇠약해지는 것을 누구보다 내가 먼저 느낄 수 있었다.

'당뇨에는 민간요법도 의미가 없구나.'

포기하고 그마저도 그만두게 되었다. 쉽게 말하면 모든 걸 포기한 상태였다.

"당뇨야 어디 한 번 더 와 봐라. 심해져봐라!" 스스로를 포기했다.

포기와 함께 얼마 지나지 않아 당뇨합병증이 찾아왔다. 시야가 점점 흐려졌다. 사물의 형체는 보이지만 글씨가 제대로 보이지 않았다. 운전하는 일을 직업으로 삼고 있기 때문에 눈이 망가진다는 것은 큰 두려움이었다. 뿐만 아니라 손발이 저려서 밤에 잠을 제대로 잘 수가 없었다. 하루에도 몇 번씩 자다 깨는 것을 반복하며 숙면을 취하지 못하니 피로감은 이루 말할 수 없었다. 일상생활이 원활하지 않을 정도로 너무 힘이 들었다. 말 그대로 정말 힘이 들고 피곤해서 늘 무기력했다. 매일 운전해야 하는데 최악의 상황이 모두 찾아온 것이다. 시야가 흐려 운전하는데 불편함은 더 커졌고, 피로감이 심해 혹시나 졸음운전으로 사고가 나지는 않을까 언제나 전전긍긍 불안한 삶을 살고 있었다. 하지만 합병증의 불행은 거기서 그치지 않았다.

어느 날 다리에 상처가 생겼는데 잘 낫지 않는 것이었다. 염증이 점점 심해지는 것 같아 큰 병원에 찾아갔더니 피부가 괴사 됐다는 판정을 받았다. 그렇다. 당뇨 합병증이 다리에도 온 것이다. 더 이상의 치료 방법이 없어 결국 피부 이식수술을 받았다. 그게 바로 작년 4월이었다. 수술은 잘 된 것 같았다. 잘 회복하여 일상생활로 돌아갈 수 있었고, 생활하는 데도 큰 지장이 없었다. 이제 한시름 놓겠다 했는데 이번에는 오른쪽 다리에 문제가 생겼다. 왼쪽 다리와 마찬가지로 오른쪽 다리에도 작은 상처가 번져 피부가 괴사 상태까지 이른 것이다. 괴로움의 연속이었다.

수술을 위해 병원에 입원해서도 혈당조절을 위해 인슐린 주사를 투여하고 당뇨약을 먹고 온갖 치료를 동원했지만 차도는 없었다. 사는 게 사는 게 아니구나라는 생각이 저절로 들었다.

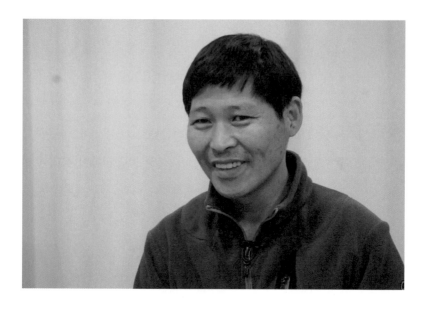

희망이라곤 나와는 거리가 먼 것만 같았던 그 시절 나처럼 당뇨병이 있는 조카가 문병을 왔다. 그런데 조카는 나와 달리 의욕과 활력이 넘치고 얼굴에도 생기가 가득했다. 뿐만 아니라 당뇨환자로서는 절대 금기시 되는 음식을 마음대로 정말 막 먹는 것 같아 보였다. 당뇨환자의 가장 기본적인 수칙이 식이요법이라고 생각했는데 충격 그 자체였다.

조카는 인슐린펌프 치료를 받고 있었다. 인슐린펌프 치료를 하면 정상인처럼 잘 먹어야 한다면서 물론 과식하거나 필요 이상으로 섭취해서는 안 되지만 정상인처럼 건강하게 균형 잡힌 식사를 마음껏 할 수 있다고 이야기했다. 그리고 인슐린펌프 치료를 적극 권했다.

믿을 수 없었던 나는 인슐린펌프에 대해 공부를 시작했다. 최수봉 박사의 강의도 찾아보고, 인슐린펌프 치료 사례를 열심히 찾아 읽었다. 하지만 치료를 결심하기까지는 고민이 많았다. 이때까지의 모든 치료가 건강을 더 나빠지게 만들었기 때문이다. 두려웠다. 인슐린펌프는 마지막에 하는 것이라는 이야기도 있던데 마지막 희망을 너무 빨리 써버리는 건 아닌가 하는 생각도 들었다.

그래도 한 번뿐인 인생 제발 다시 한번 즐겁게 행복을 느끼며 살아보고 싶었다. "그래 이미 수도 없이 실패를 맛봤다. 안되더라도 밑져야 본전 일단 해보자!" 마침내 인슐린펌프 치료를 결심했다.

오른쪽 다리에 피부 이식 수술을 마치고, 바로 인슐린펌프 치료를 위해 입원했다.

"인슐린펌프 치료를 하면 정말 정상인처럼 살 수 있을까?" 꿈처럼 느껴진다.

친형도 당뇨로 세상을 일찍 떠났다. 합병증이 심해 혈액 투석을 받고 정말 힘든 생활을 했었다. 그 모습을 곁에서 지켜보면서 나는 저렇게 되지 말아야지, 잘 관리해야지, 다짐했었는데 사람 일이라는 게 말처럼 쉽게 되지 않았다.

이제 입원한 지 일주일이 넘었다. 벌써 혈당조절이 정상적으로 잡히는 것은 물론이고 기력이 난다. 무엇보다 주변에서 혈색이 좋다는 이야기를 많이 하고 있다.

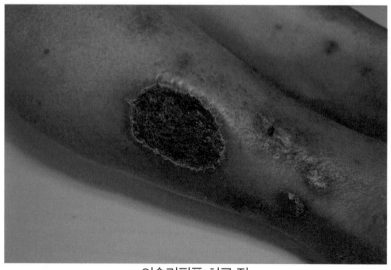

인슐린펌프 치료 전

잘 먹어서 그런지 상처도 빠르게 잘 아물고 있는 것 같다.

그동안 모든 것을 포기하면서 살았다. 그런데 내게 삶의 희망을 붙잡게 해 준 인슐린펌프 치료! 너무 고맙다.

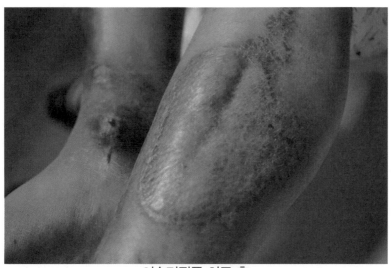

인슐린펌프 치료 후

무기력이 자신감으로 변화됐다
채기환 (남, 1형당뇨)

1992년 1월 당뇨 판정을 받았다. 어느 날부터인가 계속된 손 저림 증상. 보통은 5분 안에 돌아와야 정상인데 2-3일 동안 손 저림 증상이 지속됐다. 걱정스러운 마음에 한의사인 지인에게 이야기했더니 내과에 가보는 게 좋겠다고 했다.

그 당시 혈당 수치가 155mg/dl. 병원에서는 당뇨가 시작되고 있다고 말했고 덜컥 겁이 났다.

30년 전 당뇨로 동생을 잃었다. 동생은 28살의 젊은 나이였지만 당뇨로 세상을 떠났다. 때문에 당뇨가 얼마나 무서운 병인지 이미 알고 있었다.

당뇨 판정을 받기 전 몸무게는 84kg. 매일 탄산음료를 마시고, 달콤한 군것질을 굉장히 좋아했다. 밥보다는 간식을 달고 살 정도로 식습관이 엉망이었다.

당뇨 판정 이후 이대로는 절대로 안 되겠다 싶어 당분 섭취를 독하게 줄였다. 탄산음료와 간식을 딱 끊었더니 2개월 만에 몸무게가 10kg 가까이 줄었다. 식이요법도 정말 철저하게 했다. 기름지고 칼로리 높은 음식 섭취는 줄이고, 외식 또한 일체 하지 않았다. 심지어 친구들을 만나는 자리에도 김치에 고추장 도시락을 싸 들고 참석했다.

물론 당뇨 약도 복용했다. 혈당은 200대에서 더이상 오르지 않고 꾸준히 유지했다.

인슐린펌프 치료를 처음 접한 것은 7-8년 전. TV 프로그램에서 인슐린펌프 치료를 받고 있는 환자 인터뷰를 보고 나서였다.

'나는 이렇게 괴로운데, 같은 당뇨 환자인 저 사람은 왜 괴로워 보이지 않을까?'

인슐린펌프 치료에 대한 호기심이 생겼다. 담당 의사에게 인슐린펌프에 대해 물어봤다. 하지만 인슐린펌프는 최후의 수단으로 마지막에 하는 것이라고 했다. 의사가 하는 말인데 믿지 않을 수 없었다. 그래서 어쩔 수 없이 그런가 보다 하고 계속해서 당뇨 약을 먹었다.

혈당 수치가 크게 오르지 않아 그나마 잘 관리하고 있구나 생각했다. 그런데 최근 2년 전부터 계속 몸무게가 크게 줄었다. 84kg이었던 몸무게가 74kg을 찍고, 60kg 정도까지 줄어들었다. 불안한 마음에 의사에게 이야기했더니 당화혈색소 검사를 해보자고 했다. 검사결과 당화혈색소 수치는 9.6%으로 나왔다. 안심할 수 있는 수치가 아니었다.

이제 큰 병원에 가서 진료받으라는 의사의 이야기는 더욱 불안하게 했다. 이후 대학병원에 가서 진료를 받게 됐다. 25년 동안 동네 병원에서 당뇨 치료를 한 것치고 굉장히 관리가 잘 됐다면서 3개월치 당뇨약을 처방해줬다.

'만약 내가 상태가 안 좋다면 자주자주 내원을 하라고 했을 텐데 3개월치 약을 한 번에 줄 정도면 아직 상태가 괜찮은가 보다' 하고 스스로 안심했다.

하지만 예상과는 다르게 다음번 진료에서 문제가 생겼다. 이번에는 관리를 어떻게 했냐며 상태가 갑자기 많이 나빠졌다고 크게 다그쳤다. 늘 하던 것처럼 똑같이 생활했는데 갑자기 이게 무슨 일일까 혼란스러웠다.

의사는 상태가 좋지 않다며 먹는 약의 양을 늘렸고 이렇게 먹고 나서도 관리가 안 되면 이제 인슐린주사 단계로 들어가야 한다며 그렇게 될 경우 평생 인슐린을 맞아야 한다고 겁을 주는 것 같아 마음이 편하지 않았다.

그렇게 불안한 마음으로 당뇨 치료를 이어가던 중 치아가 안 좋아져 치과치료를 받아야 했다. 치아가 흔들리다 못해 쏟아질 것 같은 기분이었다. 당뇨합병증으로 잇몸이 망가지고 있는 것이었다. 치과 치료를 위해 병원을 방문했더니 당뇨 환자이기 때문에 내과에 가서 소견서를 받아와야 한다고 했다. 하지만 다니던 병원의 내과에서는 소견서를 써주는 것을 꺼려했다. 만약 환자에게 문제가 생기면 그 책임을 묻게 될 수 있기 때문이다. 이게 과연 환자를 위해 의사와 병원이 해야 할 행동인가? 개탄스러울 뿐이었다.

결국 소견서를 받는 것은 포기하고 병원에 들른 김에 혈당 체크를 했더니 혈당이 370mg/dl까지 올라있었다. 300이상으로는 혈당이 오른 적이 없어 조금은 안심했었는데 이러다 큰일이 나겠다 싶었다.

점점 상태가 악화되고 있는 상황에서 이전 방식 그대로 치료를 하는 것은 무의미하다는 생각이 들었다. 그러다 문득 인슐린펌프 치료를 하고 있는 지인이 생각났다. 오랜만에 안부를 물을 겸 연락을 해보니 인슐린펌프 치료 후 남편의 건강이 매우 좋아졌다고 한다. 인슐린펌프 치료 효과를 듣고는 당장 병원에 입원을 결심했다.

인슐린펌프 치료를 시작한 지 일주일만에 입원 당시 혈당수치가 440mg/dl에서 110mg/dl으로 정상혈당을 회복했다. 당뇨 환자에게 150 이하의 혈당수치는 꿈의 숫자이다. 26년 동안 꿈꿔왔던 소망을 이룬 느낌. 26년 동안 아무리 노력해도 되지 않던 것이 단 일주일 만에 이루어졌다.

그리고 당뇨 때문에 피부가 많이 건조했다. 아무리 보습제를 발라도 늘 피부는 건조했고 두피는 비듬 때문에 힘들었다. 검은 옷은 절대 입을 수가 없었고, 늘 비듬샴푸로 머리를 감아야 했다. 그리고 나서도 불안해서 늘 모자를 쓰고 다녔다.

그런데 신기하게도 인슐린펌프 치료 후 피부 트러블들이 눈에 띄게 줄었다. 일반 샴푸로 머리를 감아도 비듬이 생기지 않고 피부 건조증도 많이 좋아졌다. 이게 모두 입원 후 3일 만에 일어난 일들이다.

또 가장 좋은 점은 잠을 푹 잘 수 있다는 점. 당뇨로 고생하던 시기에는 잠을 제대로 잘 수 없었다. 늘 2-3시간 간격으로 잠에서 깨어 아침에 일어나면 늘 피곤함이 가득했다. 새벽에는 일찍 잠이 깨어 잠을 못 자고 잠깐 활동을 하다가 낮시간에는 졸려서 아무것도 할 수가 없었다. 잠을 제대로 자지 못해 몸이 피곤하니 일상이 무기력해졌다. 하고 싶은 일이 있어도 할 수 없다는 것. 너무나 괴로운 일이었다. 하지만 개운하게 푹 잠을 자게 됐다.

25년 동안 철저하게 지켰던 식이요법에서 벗어나 인슐린펌프를 하면서 영양분을 충분히 보충해주는 정상인과 같은 균형 잡힌 식사를 하니 이 행복 또한 이루 말할 수 없다. 잘 먹고 잘 자고! 그래서 그런지 몸무게도 다시 70kg로 돌아왔다.

인슐린펌프 치료를 시작하고 일상의 모든 것이 달라졌다. 이미 건강을 모두 회복한 것 같은 느낌. 괴로움과 불안은 줄어들고 행복과 만족감이 점점 늘어가고 있다. 아무것도 할 수 없었던 무기력함은 자신감과 의욕으로 바뀌었고, 이제 당뇨 완치를 꿈꾼다.

치료를 미뤘던 치아 상태도 많이 좋아졌다. 침을 삼키는 것도 어려울 정도로 통증이 극심했었는데 신기하게도 통증이 사라졌다. 통증이 심해 당장 발치를 해야 하나 했는데 이제 혈당 수치도 안정화되어 무리 없이 치료를 받을 수 있을 것 같다고 이야기한다. 오히려 발치를 안 하고 인슐린펌프를 한 것이 다행이었다.

옛날에 아버지가 한 말이 있다.

"팔다리가 없는 게 병신이 아니고, 우둔한 게 병신이다."

이제까지 내가 그랬다. 아무것도 몰랐고, 인슐린펌프에 대해 제대로 알려고 하지도 않았던 그 시간들을 후회한다. 의사들부터 달라져야 한다. 당뇨병에 대해 제대로 알아야 한다. 인슐린펌프 치료는 마지막에 해야 한다는 그 잘못된 인식부터 바꿔야 한다. 그래야 대한민국 당뇨 환자들이 다 살 수 있다.

앞으로 내가 할 수 있는 일, 이제 내가 해야 하는 일은 적어도 내 주변의 당뇨환자들은 인슐린펌프를 통해 건강을 되찾을 수 있도록 도와 주는 것이 할 일이라 생각된다.

되찾은 건강으로 제2의 인생 살고 있다
최진수(68세, 남, 2형당뇨) 인슐린펌프 치료 8년

운동 경력 30년! 자칭 타칭 운동마니아다. 평생 운동과 함께 하며 건강 하나만큼은 누구보다 자신 있었다. 테니스와 탁구 대회에 나가 우승을 할 정도로 주변에서는 이미 운동 실력자로 정평이 나 있었고, 활동하고 있던 등산 동호회에서도 가장 앞장서서 산을 오르는 가이드 역할을 하는 등 건강에 관해서는 굉장한 자부심을 가지고 있었다. 그런데 어느 날부터인가 원인 모를 피로감이 몰려왔다.

'운동을 너무 많이 해서 그런가? 아니면 평소 술을 자주 마셔서 피곤한 건가?'

갑자기 찾아온 극심한 피곤함을 심각하게 생각하지 않았지만 건강검진 결과 '당뇨' 때문인 것을 알게 됐다.

뒤늦게 받은 당뇨 판정으로 모든 생활이 일순간에 달라졌다. 가장 고통스러운 것은 식사시간. 당뇨 판정이 내려진 후 병원에서 먹는 것을 제일 조심하라고 했다. '보리밥을 먹어라. 쌀밥은 절대 안 된다. 양을 적게 먹고 밀가루나 설탕은 피해라.' 낫기 위해 살기 위해 의사의 말대로 답답하기 그지없는 절제된 삶을 살 수밖에 없었다.

먹는 것을 제대로 못 먹으니 스트레스가 이만저만이 아니었다. 신경이 날카롭고 예민해졌다. 괜한 일에도 신경질이 나고 우울했다. 가장이 힘이 없으니 집안 분위기도 많이 나빠졌다.

치료는 당뇨 약으로 시작했다. 그렇게 당뇨약을 먹은 게 10년. 10년 동안 열심히 약을 먹고 식이요법을 병행하며 관리했지만 건강은 점점 나빠졌다. 혈당은 전혀 잡히지 않았고, 몸 여기저기에서 이상 신호가 나타났다. 게다가 혈압까지 높아져 당뇨약에 혈압약까지 먹어야 했다.

"병을 낫기 위해서 하는 게 치료인데 아무리 약을 먹어도 몸이 점점 더 나빠지고 이건 아니다 더이상은 안되겠다!"고 생각했다.

당뇨병의 원인은 바로 인슐린 부족. 기능이 약해진 췌장을 대신해 인슐린을 공급해 준다는 인슐린펌프 치료를 시도하기로 결심했다. 10년 동안 약을 먹어도 잡히지 않던 혈당은 빠르게 정상으로 들어섰고, 현재까지도 꾸준히 안정적으로 관리되고 있다.

현재 혈당 수치는 135mg/dl. 지금 몸상태로 봐서는 정상 혈당으로 볼 수 있다. 정상혈당과 함께 돌아온 것은 바로 '활력'이다. 피로감 때문에 매사 의욕이 없어 무기력한 일상을 보냈지만 이제 다시 활기를 되찾았다.

몸에 힘이 생겨 다시 운동도 할 수 있게 됐다. 과거에는 음식을 제대로 먹지 못해 힘이 없으니 운동을 하고 싶어도 할 수가 없었다. 그러나 인슐린펌프는 정상인과 똑같이 식사가 가능하기에 대사작용이 정상으로 돌아와 몸에 기운이 생긴다. 그래서 제대로 된 '진짜 운동'이 가능해진 것이다.

다시 운동을 시작하면서 건강도 더 좋아지는 것 같고, 운동을 하며 친구들을 만날 수 있어 살맛난다.

요즘은 노인 대학에서 컴퓨터를 배우는 재미에 푹 빠져 있다. 당뇨로 고생하면서 몸이 아플 때는 상상하지도 못할 일상이었다. 당뇨가 있기 전처럼 살고 있는 지금이 너무 즐겁고 좋다.

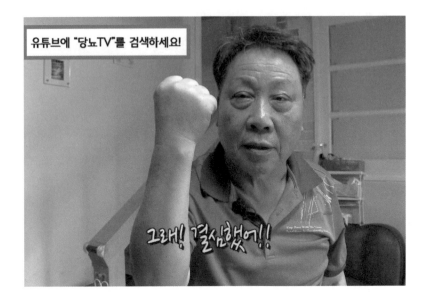

인슐린펌프 치료 시작한 지가 벌써 8년이 되었다. 이제는 당뇨를 잊고 살고 있다. 내가 당뇨 환자인가 싶을 정도로 건강하게 살고 있다. 몸이 편하니 마음이 즐겁고, 마음이 즐거우니 이보다 더 행복할 수 없다.

아마 아프지 않았더라면 지금 이 선물 같은 시간이 감사한 줄 몰랐을 것이다. 당뇨를 극복하고 나서 신체와 정신이 모두 건강해졌다. 의욕이 생기고 여러 가지 새로운 도전도 다시 할 수 있게 되었다. 정말 제2의 인생을 사는 느낌이다.

당뇨병 치료담 영상 시청

당뇨환자에게 기적은 인슐린펌프에 있다

전철호(남, 2형당뇨) 인슐린펌프 치료 5일

10년 전 서울로 올라와 부목사로 일을 하던 시기에 새로운 환경에 적응하느라 그랬는지 유독 피로감을 느끼던 시기가 있었다. 아니나 다를까 그 무렵 받은 건강검진 결과 혈당 수치가 높게 나왔다.

건강검진을 통해 받은 당뇨 판정. 의사의 권유대로 당뇨 약을 처방받아 먹기 시작했다. 나이도 젊고 금방 좋아지겠지 라는 기대와는 달리 아무리 약을 먹어도 혈당은 잡히지 않았다. 약을 먹고 치료를 해도 식전 혈당은 200mg/dl을 넘었다. 치료 효과를 제대로 보지 못하자 자포자기하는 마음으로 점점 약 먹는 것도 챙기지 않게 되었다. 물론 불규칙한 식습관과 이런저런 핑계로 당뇨 관리를 제대로 못했던 것도 큰 문제였다.

교회를 개척하면서부터 최근 2년 동안은 아예 병원에 가지 않았다. 오로지 식이요법과 민간요법으로만 당뇨를 관리했다. 나름 관리를 한다고 했지만 이는 말 그대로 관리에 불과했다. 절대 치료가 될 수 없었다. 눈이 침침해지고, 손끝과 발끝이 따끔따끔 감각에 이상이 오는 신경병 증세까지 나타나기 시작했다. 건강이 점점 더 나빠지고 있다는 신

호를 온몸이 보내고 있었다. 종일 누워만 있고 싶을 정도로 피곤해 일
상생활이 거의 불가능할 정도였다.

  탄수화물은 거의 먹지 않고, 채식 위주로 섭취하며 식이요법을 했다.
괴로운 시간들이었다. 하지만 진짜 괴로운 것은 이렇게 갖은 노력을 해

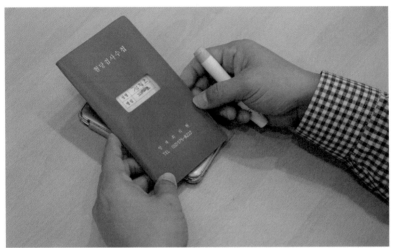

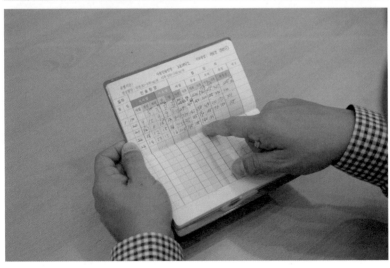

도 건강은 나아지지 않는다는 것이었다. 초기에는 몸이 붓고 살이 찌는 것 같았지만 나중에는 살이 10Kg 이상으로 빠졌다. 그도 그럴 것이 영양분을 제대로 공급하지 않으니 살이 빠지는 것은 당연한 수순이라고 생각했다. 나중에 알았지만 당뇨환자들에겐 절대 해로운 식이요법이었다.

그래도 별다른 방법이 없었다. 인슐린펌프 치료에 대해서는 예전부터 알고 있었지만 인공췌장기라는 용어 자체에 거부감이 들었다. 인공심장처럼 당연히 수술을 통해 몸 안에 넣어야 하는 것인 줄 알았다. 나중에는 그게 아니라는 걸 알면서도 인슐린펌프를 달면 생활하는데 불편하지 않을까 하는 생각에 망설이는 시간이 길었다.

내 몸이 내 맘대로 되지 않는다는 건 정말 우울한 일이다. 무력감은 또 다른 스트레스를 불러왔고 이러한 악순환으로 스트레스는 극심해졌다. 스트레스를 어떻게 해소해야 할지 몰라 점점 더 어려워졌다. 당뇨 치료를 위해서는 운동이 꼭 필요하다고 하지만 그건 당뇨환자가 아닌 사람은 모른다. 운동을 하고 싶어도 할 수가 없다. 몸이 힘들어서 기력이 없어서 운동을 할 수 없었다.

침침해져 오던 눈은 당뇨로 인해 결국 상태가 악화되어 백내장 수술을 해야 했다. 불행 중 다행이라고 해야 하나. 한쪽 눈은 아직 괜찮았다. 그래도 여전히 책을 보고 목회원고를 작성하기가 힘들다. 늘 무리 없이 해오던 일들이 점점 힘들어지고 있었다.

그러던 중 당뇨인생의 터닝포인트는 병문안에서 시작되었다. 인슐린 펌프 치료를 위해 입원을 한 지인의 병문안을 갔다가 인슐린펌프에 대한 인식이 확 달라졌다. 며칠 전에 봤던 사람과는 전혀 딴판이 되어있는 모습. 얼굴에는 생기가 넘치고, 잃어버렸던 활력을 되찾아가는 지인의 모습을 보며 마음이 바뀌게 되었다.

그동안 인슐린펌프 치료에 대해 크게 잘못 알고 있었던 것이었다. 인슐린펌프 치료를 하며 행복을 되찾은 지인을 보니 마음이 바뀌고 깨닫게 되었다.

마음을 다잡고 최대한 빨리 인슐린펌프 치료를 위해 입원을 했다. 혈당 측정 결과 466mg/dl. 혈당을 확인하고 너무 놀랐다. 2년 동안 병원에 가지 않아 제대로 검사를 받지 못했지만 혈당이 이렇게까지 올라가 있을 줄은 몰랐다.

하지만 더 놀라운 건 인슐린펌프 치료를 하고 나서였다. 믿기 힘들겠

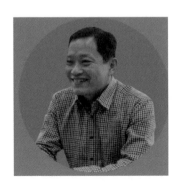

지만 인슐린펌프 치료 5일 만에 식후 혈당이 135mg/dl로 떨어졌다. 인슐린펌프 치료에 대한 기대감이 컸던 것은 사실이지만 이렇게 단기간에 엄청난 변화가 있을 줄은 몰랐다.

당뇨환자는 늘 적게 먹어야 한다고 해서 밥을 먹지 않고 야채만 먹을 때도 잡히지 않던 혈당이 잡혔다. 하얀 쌀밥에 고기까지 실컷 먹으면서 혈당이 정상 수치가 나왔다. 건강하게 챙겨 먹는 하루 세 번의 식사가 얼마 만인지 그것만으로도 기쁜데 혈당까지 정상수치를 회복하다니 너무나 신기한 일이다.

일상생활을 힘들게 하던 피로감과 무력감도 아주 좋아졌다. 충분한 영양분을 공급해서 그런지 몸은 점점 기운을 회복했고 손끝과 발끝이 저리는 신경병증 증상도 사라졌다. 많은 당뇨 환자들이 공감하는 피부 가려움증도 완화되어 스트레스가 많이 줄어들었다.

인슐린펌프 치료 5일 만에 일어난 기적들. 기적이라는 말 말고는 달리 표현할 방법이 없다.

기적이 멀리 있는 게 아니다. 당뇨환자에게 기적은 인슐린펌프에 있다. 많은 사람들이 인슐린펌프는 마지막에 해야 한다고, 최후에 해야 한다고 잘못 알고 있다. 하지만 인슐린펌프 치료는 절대 최후에 하는 것이 아니다. 나 역시도 정말 그런 건 줄 알았지만 절대 아니다. 빨리 인슐린펌프로 치료를 해야 당뇨를 완치하고 인슐린펌프를 뗄 수 있다.

인슐린펌프 치료를 하면서 내가 그동안 얼마나 당뇨를 방치했는지,

당뇨를 치료할 생각이 있긴 했었나 하는 후회가 들었다. 당뇨는 꼭 반드시 적극적으로 치료를 해야 한다.

남들에게는 고작 5일일 수 있지만 그 시간 동안 많은 것이 달라졌다. 사라졌던 희망도 되찾았고, 활력과 의욕도 돌아왔다. 그리고 기대감도 생겼다. 이제 인슐린펌프로 당뇨 치료가 잘 되면 눈도 많이 좋아질 것이라고 믿고 있다.

당뇨로 어머니를 잃었지만 나는 이겨냈다

김성철(64세, 남, 2형당뇨) 인슐린펌프 치료 5년차

지금으로부터 15년 전 당뇨 판정을 받았다. 건강에 빨간 불이 들어오고 나서야 스스로를 돌아보기 시작했다.

평소 단 걸 좋아해 군것질을 즐겨하고, 특히 기름진 음식을 자주 섭취했다. 한 번 먹기 시작하면 뭐든지 많이 먹었던 것. 심지어 운동도 전혀 하지 않아 건강에 적신호가 온 것은 어쩌면 당연한 일이었는지 모른다.

당뇨에 고지혈증, 고혈압에다가 중성지방 수치까지 높았다. 40대의 젊은 나이에 여러 성인병들과 당뇨까지 힘겨운 싸움을 시작하게 되었다. 하루에 먹어야 하는 약만 해도 7-8개. 하루에 3번 약을 챙겨 먹는 것도 부담스러울 정도였다.

어머니가 당뇨병으로 세상을 떠나셨기에 당뇨의 위험성에 대해 누구보다 잘 알고 있었고 당뇨의 무서움을 눈으로 직접 확인했다.

40년 동안 당뇨병으로 힘들게 생활하시다가 돌아가신 어머니. 너무 많은 고생을 하시며 하루하루 살아내시던 그 시간들을 곁에서 지켜봤기 때문에 내게 당뇨는 너무나도 끔찍한 병이었다.

당뇨치료의 시작은 어머니와 마찬가지로 당뇨 약 복용이었다. 당뇨뿐만 아니라 다른 성인병도 문제였기 때문에 먹는 약은 점점 늘어만 갔다. 그래도 어쩔 수 없었다. 병원에서 알려주는 방법은 당뇨약 밖에 없었기 때문이다. 그렇게 거의 10년을 병원에서 시키는 대로 약만 열심히 먹었지만 건강은 도통 나아지지 않았다.

그러던 중 어머니가 생각이 났다. 이대로 포기할 수 없었기에 치료 방법을 바꾸기로 결심했다. 10년을 해도 좋아지지 않는다는 것은 뭔가 잘못됐다는 생각이 들었다.

그렇게 새로운 치료법을 시작한 인슐린펌프 치료 벌써 5년차이다. 이제 완전히 달라졌다.

늘 무기력하고 무거웠던 몸이 가뿐해졌고, 몸이 가벼워지니 활동하는 것도 즐겁고 편해졌다.

인슐린펌프 치료의 효과는 바로 나타났다. 당뇨약을 10년동안 먹었을 때는 아무리 노력해도 혈당이 잡히지 않았다. 변비도 매우 심했었다. 그런데 인슐린펌프 치료를 시작하자마자 혈당은 정상이 됐고 변비도 거짓말처럼 사라졌다.

가장 놀라운 것은 새로 자란 머리카락이다. 병 자체만으로도 스트레스가 심한데 머리카락이 빠지며 탈모가 진행되자 스트레스는 이중 삼중으로 더해졌다. 그런데 인슐린펌프를 달고 나서 머리카락이 빠졌던 부분에 촘촘하게 새 머리카락이 자라기 시작했다. 신기한 변화였다.

당뇨 치료법을 바꾼 후 건강이 좋아지자 의욕이 생겼다. 움직이는 것을 싫어해 당뇨환자임에도 운동을 일절 하지 않았는데 운동도 시작했다. 당뇨를 이겨낼 수 있다는 희망이 나의 생활습관을 변화시킨 것이다. 집에도 몇 가지 운동 기구를 들여놓고 매일 틈나는 대로 한다.

또 인슐린펌프는 언제 찾아올지 모르는 당뇨합병증에 대한 두려움까지 사라지게 도와줬다.

늘 불안에 떨며 걱정하던 것이 사라지니 스트레스도 줄어들고 모든 면에서 자신감이 생겼다. 일상의 즐거움도 얻었다. 인슐린펌프 치료를 시작하면서부터 정상인들과 같은 식사를 즐길 수 있게 된 것. 평소 먹는 것을 워낙 좋아해서 음식을 조절하는 것이 힘들었는데 양껏 먹으면서도 혈당이 정상 수치를 유지하게 됐다. 죄책감 없이 즐겁게 먹을 수 있는 것이다. 여러 스트레스가 줄어드니 그것만으로도 인생이 즐겁다.

인슐린 주입량도 많이 줄었다. 당뇨약을 먹었을 때는 점점 먹는 약의 양이 늘어만 갔지만 인슐린펌프는 주입량이 점점 줄어들고 있는 것이다. 언젠가는 인슐린펌프를 뗄 수 있을 거라는 희망도 생겼다. 당뇨를 이겨낼 수 있다는 믿음이 생겼다.

이제 목표는 당뇨는 절대 불치병이 아니라는 것을 나를 통해서 보여주는 것이다.

해외 환자 사례

중국

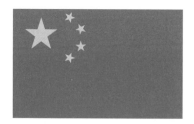

환자1) 71세, 2형당뇨, 첫 발병 70세

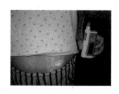 아내는 70세가 넘은 은퇴한 의사이며 어린 시절에 담낭 절제술을 받았다. 지난해 10월 제2형 당뇨병 진단을 받았고 혈당수치가 234mg/dl에 달했다. 아내는 혈당강하제 복용의 부작용을 피하기 위해 고심 끝에 같은 해 10월 19일 다나 인슐린 펌프를 설치함과 동시에 적당한 운동을 시작했다. 모니터링 결과 혈당 수치가 잘 조절되고 있다. 정상 범위에서 신체 상태가 분명히 좋아지고 소화 기능도 크게 향상되었다.

인슐린 펌프는 작동이 매우 쉽고, 안정적이고 신뢰할 수 있는 성능으

로 아내는 일반인과 같은 생활을 하고 있다. 따뜻한 서비스와 훌륭한 기술을 가진 다나 펌프와 수일개발에 대해 우리 가족은 모두 매우 감사하고 있다.

환자2) 62세, 2형당뇨, 당뇨병 병력 20년

20년 동안 당뇨병을 앓아왔다. 인슐린펌프 치료는 2002년부터 시작했다. 펌프를 착용하기 전에는 경구 혈당강하제를 복용했지만 혈당 조절이 잘 되지 않아 수면에 큰 어려움이 있었다. 또한 항상 컨디션이 좋지 않아 업무 능률에 큰 영향을 미쳐 일찍 은퇴해야만 했다.

하지만 2002년 당뇨병으로 입원하면서 다나 인슐린펌프를 사용하기 시작했는데 의사선생님의 지도하에 드디어 혈당조절이 가능하게 되었다.

다시 일에 대한 의욕이 불타올랐고 지금은 회사의 수석 엔지니어로 취직해 역량을 발휘하고 있다. 인슐린펌프는 내게 삶을 선물로 준 것이다.

환자3) 60세, 제1형당뇨, 당뇨병 병력 38년

38년동안 당뇨병을 앓아왔다. 인슐린펌프는 2005년 착용했다. 펌프를 착용하기 전에 인슐린 펜을 사용하여 하루에 4번 주입했는데 문제는 말할 것도 없고 혈당이 오르락내리락 변동이 심했다.

가장 무서운 것은 아무런 경고도 없이 저혈당 혼수상태에 빠져 드는 것이었다. 저혈당이 재발할까봐 하루 종일 외출도 하지 못하고 운동도 하지 않고 집에 앉아만 있을 수밖에 없었다. 그러나 2005년 펌프 치료를 시작하고부터는 생활하는데 매우 자유로워졌다. 펌프는 언제든지 소량으로 인슐린 양을 자유롭게 조절할 수 있었다. 혈당 조절이 안정적일 뿐만 아니라 합병증도 없고, 이제는 혈당에 대해 걱정할 필요가 없다. 이제 아내와 나는 일년에 몇 번씩 국내외를 여행하며 행복하게 노년을 보내고 있다.

환자4) 50세, 1형당뇨 당뇨병력 3년

3년 전 제1형 당뇨병 진단을 받았을 때 의사가 매일 인슐린 주사를 맞아야 한다고 했다.

하루에 4번 바늘에 찔리는 고통을 피하기 위해 인슐린 펌프를 착용하기로 했다.

펌프 착용 초기에는 당뇨와 펌프에 대해 아무것도 아는 것이 없기 때문에 조금 무서웠고 혈당도 기분의 변동에 따라 불안정했다.

그러나 의사의 지도 하에 당뇨병에 대해 배우고, 책을 읽고, 인터넷에서 정보를 확인하고, 혈당 조절에 있어 펌프를 사용하는 환자의 경험을 배우기 시작했다. 배움의 과정은 나의 마인드를 바꾸는 과정이었다. 그리고 이제는 인슐린 펌프를 통해 유연하게 혈당을 조절할 수 있고, 지난 몇 년간의 경험을 더 많은 환자들과 공유할 수 있게 되었다.

인슐린 펌프의 주사하는 부위는 주로 복부, 팔, 허벅지 바깥쪽, 엉덩이, 등인데 예전에는 복부에 써왔다. 주사하는 부위는 매우 중요하다.

먼저 복부를 4개 구역과 6개 소구역으로 나누었다. 4개의 큰 영역은 우상, 좌상, 우하, 좌하이며, 각각의 구역은 6개의 소구역, 즉 우상, 우중, 우상, 좌상, 우상하, 우하중, 우상하 좌하, 나머지 세 곳은 각 영역의 위치를 유추하여 추론할 수 있다.

두 번째는 바늘 꽂는 순서, 첫 번째는 오른쪽 위, 두 번째는 왼쪽 위, 세 번째는 오른쪽 아래, 네 번째는 왼쪽 아래 등. 이런 식으로 이틀에 한 번 자세를 바꾸면 반복하는데 48일이 걸리고 이 부분은 더 잘 유지되고 흡수될 것이다.

마지막으로 원하는 효과를 얻기 위해서는 매 주사 위치를 기록하는 것이 필요하며, 이렇게 함으로써 복부 피부를 매끄럽게 유지하고 인슐린의 좋은 흡수를 확보할 수 있다고 생각한다.

환자5) 80세, 2형당뇨, 당뇨병력 32년

제2형 당뇨병을 진단 받았고 올해로 32년이 되었다. 처음에 당뇨병을 앓았을 때는 양약을 경구 복용하기 시작했고 혈당 조절이 잘 되지 않아 다시 한약을 먹었다. 십여 가지가 넘는 약을 시도해 보았지만 혈당을 안정시키는 약이 없었다.

몇 년 동안 혈당 조절이 제대로 되지 않아 신장이 손상되어 인슐린 요법을 시작했다. 인슐린 주사 후 혈당이 그렇게 높지 않았는데 뒤따르는 문제는 저혈당이었다. 어지러움을 자주 느끼며 바닥에 쓰러지기 때문에 인슐린 양을 줄이고 혈당을 높은 상태로 지내야만 했다.

10년 전 신장합병증으로 병원에 입원했는데 입원기간 동안 인슐린 펌프를 사용했다. 그 기간 동안 인슐린 양을 늘렸고 혈당이 빠르게 조절되고 안정되었다.

인슐린펌프 치료한지 10년 동안 가장 좋은 것은 혈당이 원활하게 조절된다는 것이고 저혈당을 거의 경험한 적이 없다는 점이다. 정상인과 다름이 없다.

현재 내 나이 80세임에도 불구하고 잘 먹고 잘 자며 건강하다. 신장 합병증도 통제되고 면역력도 예전보다 강해졌다. 감기도 잘 걸리지 않고 이제 가족들은 더 이상 내 몸에 대해 걱정하지 않는다!

환자6) 74세, 2형당뇨, 당뇨병력 15년

15년 전 제2형 당뇨병 진단을 받았다. 그 이후 혈당을 조절하기 위해 삶이 극적으로 바뀌었다.

나는 평소 많이 먹고, 운동은 조금 했기 때문에 몸이 뚱뚱했다. 아마도 내 병이 내 생활 습관과 많은 관련이 있을 수 있지만 병이 난 후에 의사가 식단을 조절하라고 했다.

그러나 혈당 조절을 위해 적게 먹었더니 배가 고프고 짜증이 났다. 게다가 경구 혈당강하제를 복용했지만 혈당은 이상적으로 조절되지 않았다.

이후 2001년에 인슐린 펌프를 접하게 되었다. 아들딸들이 효도하듯이 펌프를 가져다주었다. 금새 혈당이 이상적인 범위 내로 조절이 되었다. 가장 좋았던 것은 예전처럼 식이요법을 하지 않아도 된다는 점이다.

11년동안 펌프 끼고 다니다가 이번에도 새로운 형태의 스마트 펌프로 교체했다. 펌프는 내 몸의 일부이다. 지금까지는 합병증이 없고 혈당 조절이 아주 이상적으로 잘 되고 있다. 그리고 몸 상태가 매우 안정적이다. 앞으로 10년을 더 사는 데 문제가 없을 것 같다.

환자7) 72세, 2형당뇨, 당뇨병력 11년

11년 동안 제2형 당뇨병을 앓아왔다. 진단을 받았을 때 의사의 지시에 따라 4~5년 동안 경구용 약물을 복용했다. 하지만 혈당 조절이 잘되지 않아 의사가 처방한 인슐린, 1일 2회~4회를 주사로 주입했다. 하지만 여전히 혈당 조절이 잘 안되고 단백뇨가 나왔다. 시야는 점점 뿌옇고 흐릿해 졌으며 얼굴과 발이 부어올랐다. 결국 인슐린으로 혈당을 조절하지 못하자 의사는 인슐린 펌프로 치료하자고 제안했다.

여러 브랜드의 인슐린 펌프에 대해 알게 된 후 나는 마침내 작은 크기, 가벼운 무게, 좋은 애프터서비스를 갖춘 다나 인슐린 펌프를 선택했다. 다나의 전문 애프터 스탭의 지도하에 혈당이 천천히 떨어지기 시작했다. 또한 사용이 편리하고 간편하다. 식이요법도 필요 없고, 혈당 조절이 항시 가능하다. 펌프 치료한지 5년이 넘었는데 예전 증상이 사라지고 단백뇨도 없어졌다. 눈도 예전만큼 맑아지고 생활이 규칙적이다. 정말 좋다.

예전에는 외식할 때 인슐린 펜과 소독된 물건을 챙겨가야만 했고, 외식할 때도 주사할 곳을 찾아야 했던 기억이 난다. 이제 모든 게 달라졌다. 외식할 때 조용히 버튼을 누르고 먹을 수 있고 노인대 동문들과 외출하기도 훨씬 편해졌다. 당뇨에 걸린 후 약을 먹고 주사를 맞는 몇 년

동안 외출을 거의 하지 않았는데 펌프를 하고 나서는 생활이 훨씬 풍요로워졌다. 매일 아침 운동 외에도 전자 오르간을 배우고 노래를 부르고 고등학교 동창들과 함께 노년 사교 댄스를 추고 있다. 여름에는 때때로 몇 명의 친구를 초대하여 수영을 한다. 인슐린펌프 치료는 가장 현명한 선택이었다.

환자8) 76세 2형당뇨, 당뇨병력 20년

20년 이상 당뇨병을 앓고 있다. 혈당 조절을 위해 혈당 조절경구약과 식단 조절을 해왔지만 효과가 별로 좋지 않았다. 영양 부족으로 인해 내 몸의 체중이 줄어들고 걸을 기력도 없다. 불과 2년 전 거리에서 만난 노년의 당뇨병 동지는 혈색이 좋아지고 체력이 예전보다 훨씬 좋아져서 혈당을 어떻게 유지하고 조절하는지 물었다. 2년 전 당뇨병으로 병원에 입원했을 때 의사가 인슐린 펌프 치료를 하라고 권했고, 펌프를 착용 후 해가 갈수록 좋아지고 있다고 했다.

그 말을 듣고 2년 전에 한국에서 수입한 인슐린 펌프로 치료하기로 마음먹게 됐다. 몇 년동안 사용해보니 정말 너무 좋고 혈당 조절도 잘된다. 76세인데도 사용하기가 상당히 편하고 간단하다. 주변 친구들로부터 좋아보인다는 이야기도 많이 듣는다. 너무 행복하고 감사하다.

환자9) 70세, 2형당뇨, 당뇨병력 10년

몇 달 전에 다나 인슐린 펌프를 착용했다. 잘 먹고 편히 잘 수 있어 기분이 매우 좋다. 합병증이 크게 완화되었고 활력이 넘친다. 나는 은퇴한 의사로 7-8년 전에 인슐린 펌프에 대해 알고 있었다. 병원에서 다나 인슐린 펌프도 보았지만 인슐린펌프 치료는 2형 당뇨환자가 아닌 1형 당뇨환자에게만 적합하다고 항상 생각했다. 가격도 너무 비싸고 가치가 없다고 생각했다. 그래서 먼저 혈당을 조절하기 위해 약을 먹었는데 그 결과 시간이 지날수록 복용량이 많아지고 혈당이 점점 더 나빠졌다. 가끔 아침에 운동하러 공원에 갔을 때는 심한 저혈당이 생기기도 했다. 작년에 신장 합병증과 눈 합병증이 매우 심각하다는 것을 알게 되고부터는 펌프를 시도하지 않을 수 없었다.

그런데 병원에서 잠시 착용하였는데 혈당이 빨리 조절되고 기분이 많이 좋아졌다. 펌프를 더 일찍 시작하지 않은 것이 정말 후회된다. 최근 합병증 치료에 수만 달러의 비용이 들었고 고장난 신장과 눈을 생각하면 정말 후회가 된다. 다른 당뇨병 환자들이 나와 같은 일이 없기를 진심으로 바란다. 가능하면 인슐린 펌프를 사용하여 혈당을 조절하고 합병증이 발생하지 않도록 하길 권한다. 후회할 땐 너무 늦었다는 것을 명심하길.

프랑스

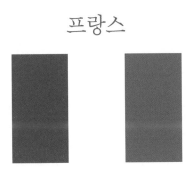

환자1

CamAPS FX는 말 그대로 내 인생을 바꿨다. 처음 CamAPS FX를 사용했을 당시 나는 정신적으로나 육체적으로 매우 힘든 시기였다. 고혈당 때문에 식사를 하기가 무서워지기 시작했고, 기초를 맞추기 위해 매달 탄수화물 단식을 해야 했다. 혈당을 조절하기는 매우 어려웠고 점점 활력을 잃어갔다.

달리기와 복싱과 같은 스포츠의 열렬한 팬인 나 같은 사람에게 CamAPS FX는 운동하는 동안 혈당 관리가 용이하다는 사실을 알았다. 사실 CamAPS FX를 사용하기 전에는 저혈당 대신 고혈당을 선택했다. CamAPS FX는 내가 권투를 즐기는 동안 튜브를 제거하지 않을 정도로 편하게 만들어 주었다 . 내게 이제 CamAPS FX는 삶의 필수 요소가 되었다.

정신적 부담이 절반으로 줄었고 혈당 목표치를 벗어날 때 더 이상 불안을 느끼지 않는다. 나는 알고리즘이 가능한 한 빨리 목표혈당을 유지시켜줄 것이라는 것을 알고 있으며 이 내적 심적 평화는 값으로 매길 수 없다.

솔직히 나는 그동안 인슐린 펌프를 단호하게 거부한 사람들 중 하나였다. 하지만 CamAPS FX를 사용하기로 결정했고 스스로 이렇게 말하는 것이 놀랍지만 DANA RS 펌프가 마음에 든다. 굉장히 가볍고 디자인은 단순하고 눈에 잘 띄지 않을 정도로 작다. 솔직히 펌프를 끼고 있는 것도 잊고 지내고 있다. 충전할 때만 꺼내기 때문이다. 운동할 때도 느끼지 못할 정도이다. 그리고 모바일 앱을 통해 모든 것을 할 수 있다는 것이 큰 장점이다!

사실 너무 평온해서 몇 시간 동안 혈당을 확인하지 않는 경우가 많다. 아침에 일어나면 모든 것이 항상 믿을 수 없을 정도로 잘 관리된다는 것을 알기 때문에 나의 혈당 그래프를 보는 것을 좋아한다.

지금은 예전보다 더 많은 운동을 하고 있고, 혼자 당뇨병 관리에 들인 모든 에너지는 나를 훨씬 더 행복하게 하는 다양한 활동에 사용한다. CamAPS FX는 어떻게 하면 나의 건강이 나아질지 몰랐던 시기에 내 삶에 들어왔다. 이 보석 같은 기술을 사용하게 되어 매우 행운이라고 생각하며 많은 당뇨병 환자들도 나와 같은 경험을 하기를 바란다. 우리 모두는 당뇨병 관리에 지치지 않고 더 편안하고 평온하게 살 자격이 있기 때문이다.

환자2

스테파니 피베르(Stéphanie PIVERT), 46세, 1형 당뇨, 당뇨병력 22년

당뇨병 진단을 받았을 때 먼저 경구 치료를 받았지만 효과가 없었다. 내 당뇨병 전문의인 Dr. BEKKA는 혈당수치의 균형을 맞추기 위해 신속하게 인슐린을 투여했다. 혈당수치를 조절하기 위해 매번 손가락 끝을 바늘로 찌르고 혈액을 채취하는 것은 매우 고통스러웠고, 내 손가락의 촉감도 점점 감소했다.

당시 나는 심한 흡연자였으며 재택 요양보호사로 일을 하고 있었다. 운동도 전혀 하지 않았다. 이후 나는 인슐린 펜 요법과 모세혈관 혈당검사를 받으며 첫 아이를 낳았다. 내 당뇨병은 어느 정도 균형을 유지했지만 임신으로 식이요법은 중단했다.

약 5년 만에 둘째 아이를 낳는 것을 시도하였고, BEKKA 박사는 당뇨병을 더 잘 관리하고 합병증을 피하기 위해 임신 중에 인슐린 펌프를 착용할 것을 제안했다. 이 기간은 음식에 대한 부담감을 덜 느꼈지만 8개월 동안 23kg이 늘어났다. 출산 후 나는 더 나은 균형을 얻을 수 있기 때문에 펌프를 유지하기로 결정했다.

나는 몇 년 동안 여러 가지 모델의 인슐린 펌프를 사용했지만 항상 튜빙 펌프를 사용했다.

세 번째 임신도 이전 임신과 비슷하고 살이 많이 쪘다.

몇 달 후, 나는 담배를 끊기로 결정하였고, 다양한 운동을 시작했다. 점차 체중을 감량해 2년 만에 -25kg이라는 목표를 달성했다.

그 후 운동은 내 삶의 중요한 부분이 되었다. 시간이 지남에 따라 운동으로 혈당을 조절하는 이점을 깨달았다. 실제로 신체 활동을 통해 일일 인슐린 용량을 줄일 수 있다.

그러나 환자의 생활, 직업 및 개인 생활에 따라 치료를 지속적으로 조정해야 한다. 한마디로 제약이 많다.

가장 관리하기 어려운 것은 저혈당이다. 혈액에 당이 부족하면 발한, 떨림, 사고 또는 집중의 어려움, 그리고 무엇보다도 큰 피로와 같은 많은 다른 징후가 나타난다.

그러나 다나의 패치 펌프를 사용하면서는 혁명과도 같았다. 생활하는데 불편함이 없을 뿐 아니라 손끝을 찌르지 않고도 혈당 수치를 확인할 수 있는 센서와 결합되어 정말 기쁘다.

이 패치 펌프는 기존의 많은 제약을 보완해주었다. 일단 프라이버시를 위해 주사줄을 뽑을 필요가 없다. 또한 펌프를 숨기거나 밴드를 착용할 필요가 없다. 볼루스 주입을 위해 펌프를 꺼낼 필요가 없다.

그리고 더욱 획기적인 기회가 왔다. 2019년 12월, BEKKA 박사는 AndroidAPS 알고리즘과 결합된 Dexcom G6 센서로 폐쇄 루프를 테스트하는 임상 연구의 일부를 제안했다.

이 새로운 시스템으로 내 삶은 많이 바뀌었다. 혈당이 떨어지면 펌프가 개입할 필요 없이 멈춘다. 혈당 수치가 너무 높으면 마이크로 볼루스가 혈당 수치를 낮출 수 있다. 언제든지 혈당을 읽을 수 있다는 사실이 매우 든든하다.

bolus에 대해 계산할 탄수화물을 제외하고는 더이상 할 일이 없다. 캐뉼러 삽입은 통증이 없다.

이 시스템 덕분에 내 당화혈색소는 이제 5.8%이다.

나는 당뇨병이 있다는 사실을 거의 잊었다.

5명의 다른 당뇨병 환자도 시험의 참가자로 참여하였고, 각각 다른 방식의 당뇨병 관리가 포함된다.

가장 극단적인 상황을 포함하여 모든 조건에서 이러한 새로운 프로토콜의 효과를 테스트하기 위해 네팔로 여행을 떠날 예정이다. 우리의 인슐린펌프와 함께 안나푸르나의 여행을 하게 될 것이다. 우리는 카메라맨이 따르고 의료 팀이 감독한다. 실험의 과학적 목적을 넘어 당뇨병과 관련된 의학적 발전에 대해 소통하고 환자에게 거의 정상적인 삶을 영위할 수 있음을 증명하는 것을 목표로 한다.

훈련은 2020년 초에 시작되었다. 불행히도 COVID가 만연하여 우리는 출발을 연기했다. 실험은 여러 번 연기되었으며 우리는 여전히 새로운 날짜를 기다리고 있다. 건강 상황이 허락한다면 아마도 내년 4월일 것이다.

내가 이 팀의 일원이 된 것이 매우 자랑스럽다. 우리는 그러한 경험을 처음으로 경험하게 될 것이기 때문이다.

Dana 펌프로 Dexcom G6 그리고 뒤따를 모든 기술발전은 당뇨환자들의 꿈을 달성하고, 도전하고, 일상 생활 프로젝트를 실현할 수 있게 도와줄 것이라 확신한다.

뉴질랜드

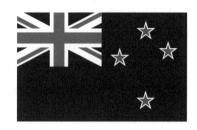

환자1

AndroidAPS와 Dana RS 펌프가 지난 몇 년 동안 나의 삶을 어떻게
바뀌었는지 사람들과 공유하고 싶다.

나는 30년 동안 당뇨병을 앓았다. 그 30년동안 얼마나 우울했는지
모른다. 하지만 이제 내 삶은 완전히 변화 되었다.

Shelley, Molly와 하룻밤을 보내기 전에 이 이메일을 쓴다. 예전에
는 이런 일조차 나를 불안하게 하고 좌절하게 했다. 이틀 전 Shelly와
나는 다른 1형 당뇨형 친구에게 새끼 고양이를 맡기기 위해 몇 시간 동
안 비행기를 타고 타우랑가로 갔다. 이러한 생활은 내가 AAPS와 함
께 Dana RS 펌프를 착용하기 전에는 불가능했다.

뉴질랜드 민간 항공국에서 지난 1년 동안 일주일에 몇 번씩 비행 의료
서비스를 받을 수 있도록 허락해 주었다.

Dana RS 펌프의 가장 큰 장점은 바로 작동한다는 것이다. 나는 주입
세트를 바꾸거나 인슐린을 교체할 때만 펌프를 조작한다. 이 의료기기

는 매우 간단하고 명료하다. 펌프 뒤에 있는 두뇌는 Android APS 애플리케이션이다. 이것은 멍청한 펌프를 천재로 바꾸어 오늘날까지도 내 상태를 스스로 얼마나 잘 관리하는지에 대해 나를 놀라게 한다. 하루 중 많은 시간 동안 나는 당뇨병 걱정없이 지낸다.

내 친구 Justin과 Sam, 그리고 무엇보다 펌프를 제공한 Sooil 회사에 감사드린다. 그리고 AndroidAPS 폐쇄 루프 시스템 뒤에 있는 IT 천재에게.

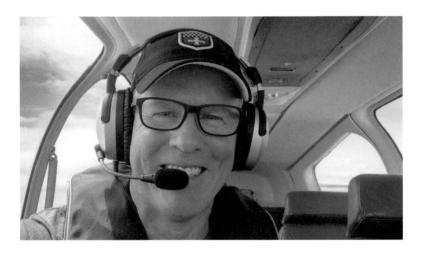

환자2

뉴질랜드 오클랜드에 사는 Natalie Hanna이다.

제1형 당뇨병을 앓고 있는 16세 딸 Amy의 엄마이다. Amy는 운이 좋게도 1년 동안 임상 시험을 통해 Dana-i 펌프를 사용할 기회를 얻었다. 이것이 우리 삶에 미친 변화는 정말 경이롭다. 임상시험 전에도 딸은 인슐린 펌프를 사용하고 있었고 당뇨병은 잘 조절하고 있다고 생각했다. 하지만 Dana-i 펌프가 만든 차이점은 우리가 이전보다 훨씬 뛰어난 혈당 제어 수준을 달성하고 밤새도록 편하게 잠을 잘 수 있다는 장점을 가지고 있다. 인슐린 용량을 조절하거나 혹은 저혈당을 치료하기 위해 밤에 일어나야 했던 순간들을 이제 펌프가 모두 조절을 하고 있었다.

이것은 이제 시간제 일에서 풀타임 학습 과정(초등 교육의 대학원 과정)으로 수료할 수 있게 됐고 이 학위를 마치면 풀타임 직업을 기대할 수 있다는 것을 의미했다.

인공췌장에 대한 옵션을 제공해 준 Dana 펌프에 감사하다. 또한 부모가 멀리서도 자녀를 안전하게 모니터링 할 수 있고 보정을 위해 정기적으로 손가락을 찌를 필요가 없는 혈당 모니터링 시스템을 사용할 수 있는 것에 감사하다. 또한 청소년기와 사춘기에 당뇨병 관리를 위해 하루에도 수많은 것들을 제약한다는 것은 쉽지 않지만 딸은 이제 그런 스트레스 없이 지낼 수 있게 됐다.

또한 정상혈당 범위 안에서 숙면을 취하고 새로운 하루를 시작할 수 있다는 것, 이것만으로도 정말 건강한 삶을 유지할 수 있어서 감사할 뿐이다.

당뇨병은 어떤 병인가

먼저 질문을 한 번 던져보겠다.

"당뇨병은 낫는 병인가? 낫지 않는 병인가?"

아마 대다수 사람들은 생각할 것이다.

'당뇨병은 낫지 않는다고 했어. 죽을 때까지 평생 함께하는 병, 합병증이 반드시 오는 병이라고 했는데 치료가 되겠어?'

이렇게 생각하는 당뇨병 환자들. 도대체 이런 생각은 왜 갖게 됐는가.

환자들에게 물어보면 대부분 "병원에서, 의사선생님이 그랬다"고 답한다.

가장 답답한 부분이다.

우리가 병원을 찾는 이유는 아픈 것을 치료하기 위함이다. 그런데 왜 환자들은 '치료하지 못한다고 말하는 병원'에 가는 것일까? 자신이 힘들게 번 돈을 병원에 갖다 주면서 왜 합병증을 얻는 것인가?

지금까지 환자들이 당뇨병을 치료하지 못한 것은 '당뇨병은 낫지 않는다', '치료하지 못한다'고 말하는 병원을 갔기 때문이다. 당뇨병을 치료하지 못한 것은 '실패를 위한 치료'를 했기 때문이다.

그동안 어떤 치료를 해왔는가.
"당뇨병은 낫지 않는다, 친구처럼 평생 함께 가야 한다, 반드시 합병증이 온다"고 말하는 병원에서 받은 처방대로 치료하지 않았는가.

보편적으로 병원에서는 먹는 당뇨약을 처방했을 것이다. 그러나 이 치료법은 미국당뇨병학회 중요논문에도 분명히 명시되어 있지만 "'Treat to fail' 먹는 약으로 치료하는 것은 실패를 위해 치료하는 것"이라고 되어 있다.

그동안 실패한 치료를 해왔기 때문에 당뇨병을 치료할 수 없었던 것이다.
그러나 당뇨병은 이길 수 있다.
당뇨병은 치료할 수 있다.
당뇨병을 치료할 수 있는 방법이 분명 있기 때문이다.

인슐린펌프 치료는 무엇인가?

세계 66개국에서 당뇨 전문의사들이 택하고 있는 방법이 인슐린펌프 치료이다.

인슐린펌프는 40년 전 세계 최초로 개발되어 지금까지 수많은 당뇨 환자들을 살렸고 합병증으로부터 해방시켜준 치료방법이다. 이미 세계 수많은 논문들이 이를 입증해 주고 있다.

인슐린펌프는 우리 몸의 췌장과 같은 역할을 하는 의료기기다. 몸 밖에 부착해 인슐린을 공급하며 지속적인 정상혈당을 유지해 주는 역할을 한다.

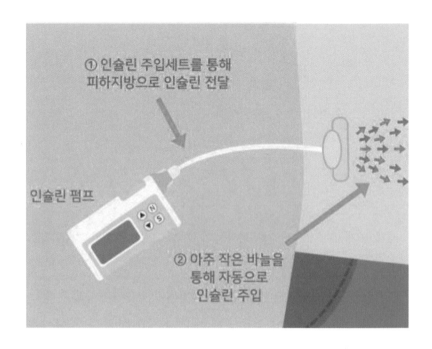

① 인슐린 주입세트를 통해
피하지방으로 인슐린 전달

인슐린 펌프

② 아주 작은 바늘을
통해 자동으로
인슐린 주입

　손바닥보다 작은 명함만한 사이즈의 휴대용 장치로 우리 몸의 피하지방(주로 복부나 허벅지)에 연결된 바늘을 통해 신속하고 지속적으로 인슐린을 공급해 주는 방식이다.

　인슐린펌프는 정상인의 췌장 역할을 하기에 24시간 정상혈당 유지는 물론이고 우리 몸의 췌장 기능의 회복을 돕는다는 장점이 있다.

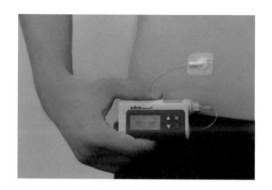

※인슐린펌프 치료의 장점

• 우리 몸의 췌장 기능 회복을 돕는다

• 24시간 정상혈당 유지 가능

• 당뇨합병증 예방 및 치료 가능

• 원하는 음식을 가리지 않고 충분히 먹을 수 있다

• 많은 양의 당뇨약과 인슐린주사를 맞아야 하는 부담이 없다

• 스마트폰 앱을 통해 버튼만으로 인슐린 주입이 되며 프라이버시
  가 지켜져서 외부에서 봤을 때 당뇨환자인지 잘 모른다

아마 지금까지 먹는 당뇨약이나 인슐린 주사 등의 치료 방법을 통해
서는 혈당이 조절되지 않았을 뿐 아니라 먹는 약의 양이 점점 늘어나고,
인슐린 주입량도 점점 늘어나는 경험을 했을 것이다.

이것은 내 몸에서 분비되는 인슐린의 양이 더욱 줄어들고 있다는 것
을 의미하며 췌장이 점점 망가지고 있음을 말한다.

따라서 이 같은 방법은 결코 당뇨를 잘 치료하는 방법이라 할 수 없다.

그러나 인슐린펌프를 치료하는 환자들은 대부분 시간이 지날수록 인슐린 주입량이 줄어든다.

자신의 췌장 기능을 회복하면서 내 췌장에서 분비하는 인슐린양이 점점 정상적으로 되어지기 때문에 인슐린펌프를 통한 인슐린 주입량이 줄어드는 것이다.

인슐린 주입량이 점점 줄어들어 제로가 되면 자신의 췌장에서 정상적으로 인슐린이 분비되고 있음을 말하며 이 같은 상태는 완치(관해)를 의미한다.

그렇다면 인슐린펌프 치료를 췌장이 많이 망가지지 않은 상태에서 즉 당뇨 초기에 바로 시작을 한다면 어떻게 될까.

더 빠른 시간 안에 췌장을 정상적으로 회복할 수 있는 것이다.

그럼에도 불구하고 많은 의사들이 인슐린펌프 치료는 말기에 하는 것이라고 말하며 만류한다. 분명 인슐린펌프 치료는 말기에도 매우 효과적인 것은 사실이다.

하지만 굳이 몸을 다 망가뜨린 후에 인슐린펌프 치료를 하라는 이유는 무엇인가.

한 번 망가진 몸이 다시 회복된다는 것은 쉬운 일이 아니다. 처음부터 초기에 인슐린펌프 치료를 하면 완치(관해)가 **빠**를 뿐 아니라 합병증이 오지 않고 건강한 삶을 살아갈 수 있다.

그러나 안타깝게도 환자들은 좋은 치료를 선택하기보다 의사의 권유에 따라 좋은 치료를 빨리 받을 수 있는 기회를 놓치고 만다.

붉은 깃발법이라고 들어보았는가.

1865년부터 1896년까지 영국에서 약 30년간 시행된 세계최초의 도로교통법으로 시대착오적 규제의 상징과 같다. 이 법은 자동차가 등장하자 마차사업의 이익을 보호하기 위한 법으로 자동차는 마차보다 느리게 다녀야 하고, 마차를 만나면 지나갈 때까지 멈춰서 기다려야 한다는 법이다. 명목상은 사람들 안전을 목적이라고 했지만 마차산업과 마차를 타는 귀족을 보호하기 위한 것이었다.

결국 새로운 기술인 자동차의 발전을 붉은 깃발법으로 막게 됨으로 인해 영국은 가장 먼저 자동차 산업을 시작했음에도 불구하고 독일, 미국, 프랑스에 뒤처지는 결과를 초래했다.

인슐린펌프는 당뇨병치료를 위해 개발된 첨단과학 기술의 산물이다. 당뇨병을 치료하는 방법, 완치(관해)할 수도 있는 방법이 분명히 있는데도 인슐린펌프 치료를 막는다는 것은 시대착오적인 '붉은 깃발법'과 무엇이 다를까.

이제 선택은 환자에게 달려 있다.

여러분은 어떤 치료를 선택할 것인가. 당뇨병을 치료할 수 있는 선택을 할 것인가. 언제가 합병증이 올 수 있는 치료방법을 택할 것인가.

좋은 치료를 선택하게 되면 당뇨를 치료할 수도 있고 건강한 삶을 살수 있다는 것을 명심하길 바란다.

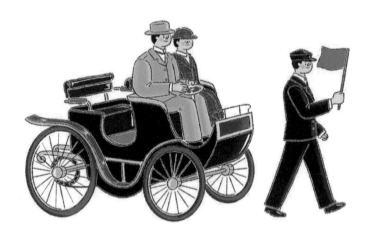

붉은 깃발법

당뇨병! 혈당 아닌 원인을 치료해야

우리가 음식을 단순히 먹는다고 건강해지는 것은 아니다. 음식을 섭취하면 소화되어 포도당이 되고 이 포도당이 인슐린에 의해 에너지로 쓰이기도 하고 우리 몸 곳곳에 잘 전달되어 살이 되어야 한다.

우리가 음식을 먹으면 소화하는 것도 중요하지만 인슐린을 통해 에너지로 쓰이고 살이 되는 것은 더욱 중요하다.

하지만 대부분 당뇨병 환자들은 췌장에서 인슐린이 정상인처럼 나오지 않는다.

정상인의 췌장 현미경사진을 보면 인슐린분비 세포인 랑겔한스섬이 함께 모여 있고 핵도 보이며 건강하게 보인다. 그러나 당뇨병 환자의 췌장 현미경 사진을 보면 지그재그로 파괴된 형태로 인슐린분비 세포의 핵도 없고 그 형태도 둥그렇지 않다.

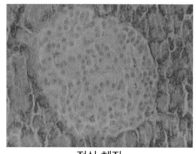 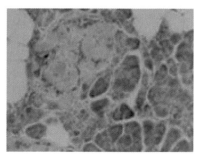

정상 췌장   당뇨병 환자 췌장

당뇨병 환자들은 췌장의 인슐린분비 세포가 파괴되어 있기 때문에 인슐린이 정상적으로 분비가 되지 않는 것이다.

인슐린 분비가 제대로 되지 않으면 어떻게 될까?

우리가 먹은 음식이 각 세포에 전달되지 않는다. 음식을 먹지만 내 몸에 에너지가 공급되지 않기 때문에 우선적으로는 기운이 없다. 그리고 우리 몸의 세포는 에너지를 늘 필요로 하지만 인슐린 부족으로 영양분이 세포에 전달되지 않기 때문에 필요한 에너지를 우리 몸의 살을 녹여 포도당(에너지)으로 만들어 먹기 시작한다. 즉 파괴가 일어나는 것이다.

눈으로 보이는 현상으로는 근육이 빠지고 점점 마르게 되며, 혹은 발끝 손끝이 저리거나 잇몸이 약해지고, 눈이 침침해진다. 또 동맥경화증, 신경합병증 등 모세혈관이 분포되어 있는 온 몸에서 파괴가 나타난다.

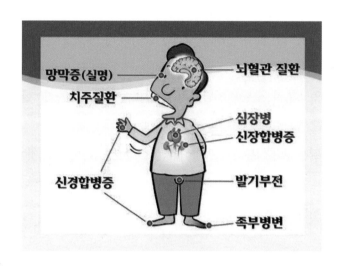

이것이 바로 당뇨병 환자의 몸 상태이며 당뇨합병증이 오는 이유이
다. 그런데 여기에 더 적게 먹으면 어떻게 될까? 더 빨리 몸이 망가지게
된다.

그래서 환자들에게 제발 먹고 싶은 대로 먹으라고 강조한다.

어린 시절 밥을 적게 먹으면 어머니한테 혼났던 기억이 있을 것이다.
어머니는 자식을 사랑하니까 제대로 먹으라고 하는 것이다. 일리가 있
는 말이다.

절대로 적게 먹고 건강할 수 있다는 것은 있을 수 없다.

그럼에도 불구하고 당뇨병 환자들은 혈당이 높게 나오면 무조건 겁
을 내고 먹는 양을 줄이기 시작한다.

고혈당은 하나의 현상이다. 원인이 아니다. 당뇨병은 췌장에서 인슐린이 잘 공급되지 않아 우리가 섭취한 음식이 각 세포에 전달되지 않는 것이 문제라고 했다.

먹은 음식이 각 세포에 전달되지 않으면 어떻게 되겠는가. 혈액 속에 머물게 되거나 소변으로 당이 빠져나가게 된다.

혈액 속에 당이 머물러 고혈당이라는 현상으로 나타나는 것이다. 즉 고혈당은 당뇨병으로 인해 나타나는 하나의 현상이지 원인이 아니라는 말을 강조하고 싶다.

다시 묻고 싶다. 당뇨병을 치료하려면 원인을 먼저 잡겠는가. 아니면 현상을 잡겠는가.

원인을 잡아야 현상도 사라진다는 것을 반드시 기억하길 바란다.

당뇨환자가 음식을
싱겁게 먹으면 안 되는 이유

당뇨환자의 경우 음식을 적게 먹으면 영양이 부족하기 때문에 세포파괴가 일어난다.

그 중 빨리 파괴되는 세포가 눈도 있지만 신장도 빠르게 파괴된다. 따라서 영양상태가 좋아져야 신장도 좋아지는 것이다. 그런데 많은 당뇨환자들은 음식을 먹으면 혈당이 올라가기 때문에 음식을 적게 먹으려고 애를 쓴다. 이렇게 음식을 적게 먹은 사람들은 영양분이 각 세포에 잘 전달되지 않기 때문에 합병증에 더 많이 걸리는 것이 실제로 많이 발견 된다.

특히 음식을 적게 먹은 사람 중에서 당화혈색소가 5.7%이더라도 당뇨합병증으로 상당히 고생하는 경우가 많다.

인슐린펌프 치료를 하는 환자들에게 꼭 하는 질문이 하나 있다.
"음식을 짜게 먹고 있나요?"

아마도 많은 환자들은 의아해 할 것이다.

'짜게 먹으라고?'

음식을 짜게 먹으라고 하는 이유는 첫째 당뇨환자들의 영양상태를 좋게 하려면 음식을 맛있게 먹어야하기 때문이다. 음식이 맛있고 당겨야 많이 먹을 수 있기 때문이다.

앞서 당뇨환자들은 고혈당이 문제가 아니라 영양실조가 문제라고 강조했다. 당뇨병 환자들이 합병증이 오는 것은 동화호르몬인 인슐린이 부족하기 때문인데 이 인슐린은 바로 각 세포에 우리가 먹은 음식물, 즉 영양소가 전달(배달)되도록 하는 역할을 하는 것이다.

안 그래도 당뇨병 환자들은 동화작용(소화된 작은 음식물 성분이 우리몸의 필요한 물질로 합성되는 작용)이 안 되어서 세포에 영양이 부족해서 합병증이 오게 된다. 그런데 더 적게 먹다 보니 영양분이 세포에 공급이 안 되고 그 중 신장도 예민하게 반응하면서 문제가 발생하는 것이다.

신장도 영양분이 잘 공급이 되어야 회복된다. 그래서 인슐린펌프 치료를 하는 많은 환자들은 잘먹기 때문에 신장이 회복되는 경우를 많이 보게 된다.

두 번째 이유는 소금을 적게 먹으면 체액이 적어지기 때문이다. 체액이 적어진다는 것은 혈액이 적어진다는 것을 의미하는데 신장에는 이 혈액이 잘 움직여야 한다. 그런데 싱겁게 먹으면 체액이 줄어 잘 움직이지 않게 된다. 따라서 어느 정도 짭짤하게 먹으라고 강조하는 것이다.

단, 당뇨약을 먹는 경우에는 다르다. 그러나 인슐린펌프 치료는 인슐린을 우리의 췌장에서 공급하는 것과 같은 방법으로 우리 몸에 인슐린을 적절히 공급하기 때문에 음식을 잘 먹어서 영양분을 각 세포에 잘 전달하고, 체액을 잘 보전하기 위해 어느 정도 염분을 섭취해야 하는 것이다.

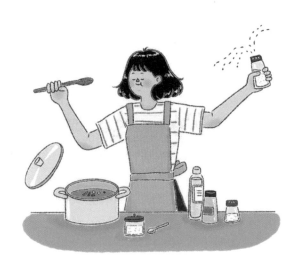

인슐린펌프가 당뇨병을 치료할 수 있는 이유

당뇨병의 주된 원인은 췌장의 기능 약화로 인슐린 공급이 제대로 이뤄지지 않기 때문이라는 것을 알았다. 그렇다면 어떻게 하면 될까? 인공췌장기, 인슐린펌프를 통해 인슐린을 적절하게 우리 몸에 공급해 주면 된다.

간혹 인공췌장기를 달면 췌장의 기능을 떨어뜨린다고 주장하는 사람들이 있다. 전혀 틀린 말이다.

인공췌장기를 통해 인슐린이 우리 몸에 적절하게 세포에 공급되면 우리가 섭취한 영양분이 세포에 잘 전달하게 된다. 그러면 세포가 건강해질 수 있다.

따라서 췌장도 세포로 이뤄졌기 때문에 세포가 건강해지면 췌장도 회복하게 된다.

그래서 췌장이 더 망가지기 전에, 초기에 인슐린펌프 치료를 시작하면

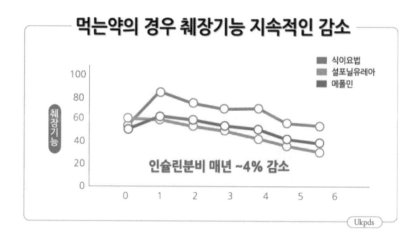

먹는약의 경우 췌장기능 지속적인 감소

■ 식이요법
■ 설포닐유레아
■ 메폴민

췌장기능

인슐린분비 매년 ~4% 감소

Ukpds

완치확률이 매우 높은 것이다.

그러나 먹는 약의 경우는 어떤가.

췌장의 기능이 1년에 4% 감소한다고 국제학술보고(Ukpds)가 이미 나와 있다. 따라서 먹는 약을 처방하는 의사들은 정직하게 당뇨병은 낫지 않는다, 반드시 합병증이 온다고 말하는 것이다.

췌장기능이 약화되기 때문에 장기간 약을 복용하게 되면 혈당이 떨어지는 것이 아니라 점점 올라가고 당화혈색소도 지속적으로 악화될 수밖에 없다.

또한 먹는 약을 많이 먹으면 망막증을 일으키고, 신경 및 면역체계도 파괴시킨다고 이미 학술지에 많이 나와 있는 내용이다.

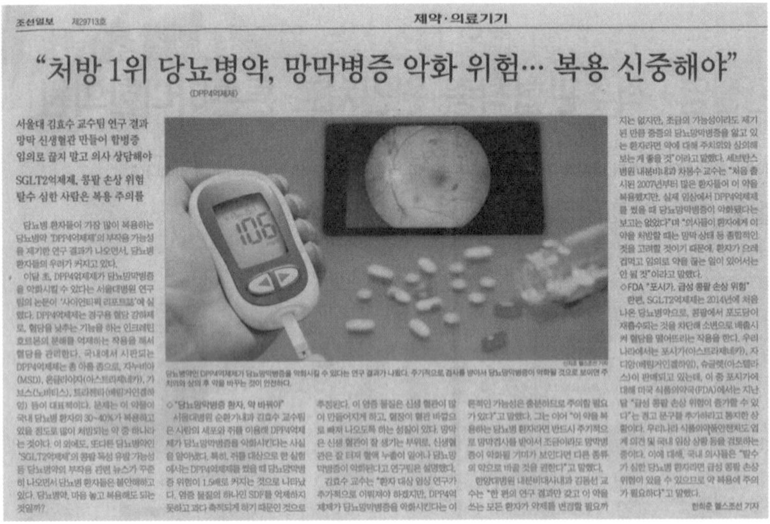
조선일보 제29713호 제약·의료기기

"처방 1위 당뇨병약, 망막병증 악화 위험… 복용 신중해야"

(DPP4억제제)

서울대 김효수 교수팀 연구 결과
망막 신생혈관 만들어 합병증
임의로 끊지 말고 의사 상담해야

SGLT2억제제, 콩팥 손상 위험
탈수 심한 사람은 복용 주의를

당뇨병 환자들이 가장 많이 복용하는 당뇨병약 'DPP4억제제'의 부작용 가능성을 제기한 연구 결과가 나오면서, 당뇨병 환자들의 우려가 커지고 있다.

이달 초, DPP4억제제가 당뇨망막병증을 악화시킬 수 있다는 서울대병원 연구팀의 논문이 '사이언티픽 리포트誌'에 실렸다. DPP4억제제는 경구용 혈당 강하제로, 혈당을 낮추는 기능을 하는 인크레틴 호르몬의 분해를 억제하는 작용을 해서 혈당을 관리한다. 국내에서 시판되는 DPP4억제제는 총 아홉 종으로, 자누비아(MSD), 온글라이자(아스트라제네카), 가브스(노바티스), 트라젠타(베링거인겔하임) 등이 대표적이다. 문제는 이 약들이 국내 당뇨병 환자의 30~40%가 복용하고 있을 정도로 많이 처방되는 약 중 하나라는 것이다. 이 외에도, 또다른 당뇨병약인 'SGLT2억제제'의 콩팥 독성 유발 가능성 등 당뇨병약의 부작용 관련 뉴스가 꾸준히 나오면서 당뇨병 환자들은 불안해하고 있다. 당뇨병약, 마음 놓고 복용해도 되는 것일까?

당뇨병약인 DPP4억제제가 당뇨망막병증을 악화시킬 수 있다는 연구 결과가 나왔다. 주기적으로 검사를 받아서 당뇨망막병증이 악화될 것으로 보이면 주치의와 상의 후 약을 바꾸는 것이 안전하다.

◇"당뇨망막병증 환자, 약 바꿔야"

서울대병원 순환기내과 김효수 교수팀은 사람의 세포와 쥐를 이용해 DPP4억제제가 당뇨망막병증을 악화시킨다는 사실을 알아냈다. 특히, 쥐를 대상으로 한 실험에서는 DPP4억제제를 썼을 때 당뇨망막병증 위험이 1.5배로 커지는 것으로 나타났다. 염증 물질의 하나인 SDF를 억제하지 못하고 과다 축적되게 하기 때문인 것으로 추정된다. 이 염증 물질은 신생 혈관이 많이 만들어지게 하고, 혈장이 혈관 바깥으로 빠져 나오도록 하는 성질이 있다. 망막은 신생 혈관이 잘 생기는 부위로, 신생혈관은 잘 터져 혈액 누출이 일어나 당뇨망막병증이 악화된다고 연구팀은 설명했다.

김효수 교수는 "환자 대상 임상 연구가 추가적으로 이뤄져야 하겠지만, DPP4억제제가 당뇨망막병증을 악화시킨다는 이론적인 가능성은 충분하므로 주의할 필요가 있다"고 말했다. 그는 이어 "이 약을 복용하는 당뇨병 환자라면 반드시 주기적으로 망막검사를 받아서 조금이라도 망막병증이 악화될 기미가 보인다면 다른 종류의 약으로 바꿀 것을 권한다"고 말했다.

한양대병원 내분비대사내과 김동선 교수는 "한 편의 연구 결과만 갖고 이 약을 쓰는 모든 환자가 약제를 변경할 필요까지는 없지만, 조금의 가능성이라도 제기된 만큼 중증의 당뇨망막병증을 앓고 있는 환자라면 약에 대해 주치의와 상의해 보는 게 좋을 것"이라고 말했다. 세브란스병원 내분비내과 차봉수 교수는 "처음 출시된 2007년부터 많은 환자들이 이 약을 복용했지만, 실제 임상에서 DPP4억제제를 썼을 때 당뇨망막병증이 악화됐다는 보고는 없었다"며 "의사들이 환자에게 이 약을 처방할 때는 망막 상태 등 종합적인 것을 고려할 것이기 때문에, 환자가 으레 겁먹고 임의로 약을 끊는 일이 있어서는 안 될 것"이라고 말했다.

◇FDA "포시가, 급성 콩팥 손상 위험"

한편, SGLT2억제제는 2014년에 처음 나온 당뇨병약으로, 콩팥에서 포도당이 재흡수되는 것을 차단해 소변으로 배출시켜 혈당을 떨어뜨리는 작용을 한다. 우리나라에서는 포시가(아스트라제네카), 자디앙(베링거인겔하임), 슈글렛(아스텔라스)이 판매되고 있는데, 이 중 포시가에 대해 미국 식품의약국(FDA)에서는 지난 달 "급성 콩팥 손상 위험이 증가할 수 있다"는 경고 문구를 추가하라고 통지한 상황이다. 우리나라 식품의약품안전처도 업계 의견 및 국내 임상 상황 등을 검토하는 중이다. 이에 대해, 국내 의사들은 "탈수가 심한 당뇨병 환자라면 급성 콩팥 손상 위험이 있을 수 있으므로 약 복용에 주의가 필요하다"고 말했다.

한희준 헬스조선 기자

인공췌장기인 인슐린펌프는 정상인이 식사 때 췌장에서 인슐린이 많이 나오는 것처럼 당뇨병 환자들도 인슐린이 적절하게 공복 때보다 많은 양이 분비될 수 있도록 돕는다.

인슐린펌프는 안경을 착용하는 것처럼 간단한 것이다.

시력이 나쁜 사람은 안경을 벗으면 잘 안 보인다. 원인을 알아보니 뇌가 잘못된 것이 아니라 수정체가 두꺼워져서 초점을 못 맞추는 것이었다. 그래서 렌즈를 통해 수정체의 짧아진 초점거리를 맞춰 잘 보이게 한다.

렌즈라는 인위적인 물체를 통해 앞을 잘 볼 수 있는 것처럼 인공췌장기를 통해 인위적으로 건강하게 만들 수 있는 것이다.

인슐린펌프도 안경처럼 매우 간단하다. 정상인의 췌장에서 인슐린이 분비되는 패턴양상과 같이 인슐린펌프도 인슐린을 자동적으로 공급해 준다. 따라서 당뇨환자라도 인슐린펌프를 착용하게 되면 정상인의 췌장과 같은 인슐린 분비 패턴을 만들어주어 정상인과 같은 대사과정을 할 수 있도록 도와준다.

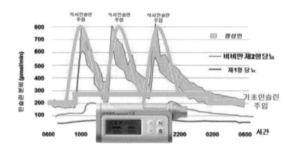

Polonsky et al. New Eng. J.Med. 1996; 334

인슐린펌프는 정상인의 췌장과 같은 인슐린 분비를 도와주기 때문에 잘 먹으면서도 24시간 혈당을 정상적으로 유지시켜준다. 인슐린을 통해 섭취한 음식물이 각 세포에 영양분으로 잘 공급되어 파괴가 일어나지 않아 당뇨합병증을 예방하고 췌장기능 회복의 치료 효과까지 볼 수 있다.

그러나 먹는 약으로 치료했을 때는 어떻게 될까. 먹는 약으로 치료하면 당화혈색소가 6.5%가 정상인데 25년간 8.5%를 유지한다는 결과가 있다. 당화혈색소가 6.5% 이상이면 합병증이 온다는 논문결과도 있다.

즉 먹는 약은 합병증을 당연히 초래하는 치료법이라는 결과이다.

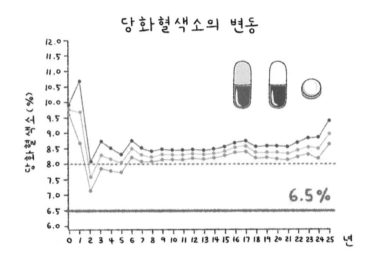

당화혈색소의 변동

그러나 인슐린펌프 치료하는 경우에는 3개월부터 6.5%를 유지하게 된다. 음식을 적게 먹고 6.5% 유지가 아니라 정상식사를 하면서도 정상혈당을 유지하고 몸은 건강해진다.

인슐린주사 치료와 인슐린펌프 치료를 비교한 결과도 상당히 많다. 미국에서는 29개 당뇨센터에서 10년동안 두 치료법을 비교연구한 결과 당화혈색소가 처음에는 같은 7%에서 시작했지만 인슐린주사 치료는 9%로 올라갔고 인슐린펌프 등 적극적 치료는 7%를 유지한 결과를 발표하기도 했다.

합병증도 인슐린펌프 등 치료의 경우 인슐린주사 치료보다 신경합병증, 망막증 등에서 상당히 감소되는 것을 나타냈다.

인슐린펌프 치료가 췌장기능을 점점 좋아지게 하고, 당화혈색소가 점점 감소한다는 것은 이미 국제학술대회에서 많이 발표되었고 세계 당뇨병 전문의들은 이 사실에 놀라고 있다.

특히 당뇨병 발병 1년 이내에 온 사람들의 경우 완치율이 64% 이상 보였다. 그런데도 인슐린펌프는 말기에 하는 것이라고 말할 수 있을까?

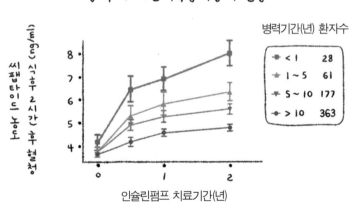

병력에 따른 췌장기능의 변동

당뇨병 진단을 받자마자 인슐린펌프 치료를 해야 한다. 이러한 좋은 치료는 환자가 선택해야 한다. 의사가 선택하는 것이 아니다.

인슐린펌프치료는 인슐린저항성도 회복되는 것을 볼 수 있다. 췌장기
능이 회복하면 인슐린저항성도 없어진다.

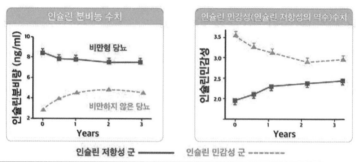

인슐린펌프치료 3년간의 변화를 보면
인슐린 저항성 균은 인슐린 민감성지수(Matsuda Index)가 증가하여 인슐린 저항성이 감소하였
으며 인슐린 민감성 군은 인슐린분비가 증가하여 췌장의 인슐린 분비능력이 증가하였다. 당뇨병의
두 가지 원인이 모두 정상화 됨을 알 수 있다.

〈자료출처 : 2018 미국당뇨병학회 발표 자료〉

비만형 당뇨는 인슐린 저항성에 문제가 된다는 주장도 있다. 그러나
연구결과와 같이 비만형 당뇨도 인슐린펌프 치료시 민감성이 좋아지는
것을 볼 수 있다. 민감성이 좋아진다는 것은 인슐린 저항성이 없어진다
는 것이다. 즉 인슐린 작용력 증가로써 중요한 원인이 없어지면서 당뇨
병이 치료되는 것이다.

비만하지 않는 당뇨(마른 당뇨)는 인슐린 부족이 원인이기에 인슐린펌프
치료시 인슐린분비량을 적절하게 공급하기 때문에 당뇨병이 치료된다.

즉 비만형 당뇨이든, 비만하지 않는 당뇨이든 어느 경우에서나 정상

화 된다는 것을 볼 수 있다.

  40년동안 인슐린펌프 치료를 해왔다.

  그 결과 24시간 정상혈당치 조절, 정상생활, 합병증 예방 및 치료가 가능하고, 높은 완치율, 건강한 삶을 누릴 수 있는 것이 바로 인슐린프 치료라는 것을 치료하는 의료진이나 치료 받는 환자들이 감탄하고 있으며 이미 많은 환자들이 누리고 있다.

인슐린펌프 Q&A

인슐린펌프는 췌장의 기능을 회복시켜 당뇨병 근본 원인 해결을 기대할 수 있다. 우리 몸 췌장과 같은 역할을 하는 의료기기로 몸 밖에 부착하여 인슐린을 공급하여 지속적인 정상혈당을 유지하는 역할을 한다.

간혹 인슐린펌프 치료가 당뇨 말기에 해야 하는 치료라고 잘못 알고 있는 경우가 있다. 이는 잘못된 정보로 인슐린펌프는 당뇨환자라면 누구나 치료가 가능하다. 특히 당뇨 초기일수록 치료해야 한다.

Q. 인슐린펌프 치료를 위해 꼭 입원해야 하나요?

의료진의 집중적인 관리와 인슐린펌프의 사용법 및 착용에 대한 교육이 반드시 필요하다. 전문적인 의료진의 감독 아래 교육과 훈련을 받아야 한다.

Q. 인슐린펌프는 어떻게 치료하나요?

인슐린펌프는 전문치료병원에서 의사와 진료 후 처방을 받아야 한다. 개인적으로 처방 없이는 구입할 수 없다. 전문치료병원에서 치료 절차에 대해 알려드린다.

Q. 인슐린펌프 치료시 샤워나 목욕이 가능한가요?

가능하다. 첫 번째, 인슐린펌프 기기 자체에는 방수기능이 없으므로 방수주머니에 넣고 샤워나 목욕을 해도 된다. 두 번째, 복부나 허벅지 등에 꽂았던 주입세트 끝 부분의 아주 가늘고 짧은 침(길이:소아 4mm, 성인 6mm)을 떼어 낸 후, 떼어낸 부위에 물이 들어가지 않도록 방수 테이프만 붙이고 인슐린펌프 기기는 몸에서 아예 떼고 분리하여 편하게 샤워나 목욕을 할 수 있다.

Q. 24시간 동안 인슐린펌프를 착용하고 있으면 아프거나 불편하지 않나요?

아프거나 불편하지 않다. 주입세트 끝 부분이 아주 가늘고 미세한 침으로 되어 있다. 뿐만 아니라 복부나 허벅지의 지방은 통증을 느끼는 신경 자체가 적으므로 아파서 힘든 경우가 거의 없다. 인슐린펌프를 착용하고도 업무, 운동, 노동, 집안일 등 일상생활이 가능하다.

Q. 인슐린펌프는 수술을 하는 건가요?

인슐린펌프는 수술을 하지 않는다. 비수술치료로 간단한 시술이다. 아주 가늘고 미세한 침을 복부나 허벅지 피하지방에 꽂으면 24시간 동안 공복에 필요한 인슐린을 자동으로 주입해준다. 식사 때에는 식사량에 맞는 인슐린을 주입하여 정상 췌장이 하는 역할을 그대로 도와주는 역할을 한다. 인슐린펌프는 손바닥 보다 작은 명함만한 사이즈로 되어 있어 크기가 작고 앱을 연동하여 편하게 사용을 할 수 있으므로 외부에 보여지지도 않는다.

Q. 인슐린펌프 치료를 하면 정말 마음대로 먹을 수 있나요?

그렇다. 가족들과 함께 일반 식사가 가능하다. 간식, 과식, 외식 시 섭취하는 음식의 양에 따라 알맞게 인슐린 양을 조절하여 투여할 수 있으므로 식단에 대한 고민 없이 혈당을 안정적으로 유지할 수 있다.

Q. 인슐린펌프를 착용하고 일도 할 수 있나요?

인슐린펌프는 정상인과 같은 에너지 대사가 이루어질 수 있도록 하는 것이다. 시력이 낮은 사람이 안경을 써서 글자를 잘 볼 수 있게 하는 것과 같은 이치이다. 인슐린펌프를 착용하게 되면 정상인과 같이 피로감도 느끼지 않고 활력을 찾을 수 있어 일을 더욱 잘할 수 있다. 게다가 정상인과 같은 똑같은 식사를 할 수 있기 때문에 당뇨병 환자라고 해서 특별한 식단에 따라서 먹어야 하는 불편함 등이 없는 좋은 치료라 할 수 있다. 인슐린펌프 착용 후 무게감이나 아프거나 불편함이 전혀 없고, 운동, 농사일, 직장, 가사 일에 지장이 없다.

Q. 인슐린펌프가 정말 당뇨병을 치료할 수 있나요?

가능하다. 인슐린펌프 치료를 하게 되면 인슐린의 작용력과 분비 능력이 점차 정상화되어 어느 순간부터는 더 이상 외부에 인슐린을 공급하지 않아도 혈당을 정상으로 유지하는 관해 현상이 나타날 수도 있다.

무엇보다 인슐린펌프의 가장 큰 장점은 나의 건강 상태, 혈당 상태에 따라 탄력적으로 대응이 가능하다. 정해진 양과 횟수대로 약이나 주사를 맞는 치료 방법과는 절대적으로 전혀 다르다. 개인에 맞게 생활 방식에 맞게 매시간 인슐린 주입량을 조절할 수 있다.

혈당 조절이 안정적으로 잘 되는 당뇨치료법인 인슐린펌프는 정상인과 같은 패턴으로 인슐린을 공급해 대사과정의 정상화를 돕는다. 기존의 당뇨치료방법인 약과 주사와 다른 부분이 바로 이것이다.

최수봉 교수 강의 영상 시청

○[의료진필독!] 인슐린주사와 인슐린펌프 치료의 차이점! 똑같은 인슐린을 사용하는데 뭐가 달라요? 인슐린주사가 간과하고 있는 것!

○인슐린펌프 치료 전문 교육을 받지 않은 의사는 펌프 치료를 할 수 없습니다. 성공적인 펌프 치료를 위해 반드시 치료 경험이 많은 의사들 의세미나에서 인슐린펌프 교육을 받으셔야 합니다.

○당뇨병 자기 몸은 거짓말 하지 않습니다! 당화혈색소가 좋다고해서 당뇨가 좋아지는 것이 아닙니다!

○당뇨약 먹을수록 당뇨가 점점 더 나빠지는 진짜 이유! 당뇨약의 배신! 이게 머선 일이고~~?

○당뇨환자가 싱겁게 먹으면 안되는 이유! 당뇨치료를 위해선 어느 정도 짭잘하게 음식을 먹어야 합니다!

○2020년 11월 20일㈜ 당뇨 인슐린펌프 치료 공개강좌/최수봉 교수

당뇨환자들의 눈물과 환희

초판1쇄 발행 2022년 6월 25일

지은이 · 최수봉. 사단법인 대한당뇨병인슐린펌프협회
펴낸이 · 유성헌
책임편집 · 전민주
교정교열 · 유한나
디자인 · 드림북
펴낸곳 · 하야Book

주소 · 서울 양천구 남부순환로 550 302호
주문 및 문의 전화 · 070-8748-4435
하야Book 계열사: 하야방송 ichn.or.kr

하야Book은 문서사역을 통해 하나님 나라를 확장하고 복음전파를
통해 하나님 말씀으로 사람을 살리는 일을 하고자 설립된 출판사입
니다.
하야(Chayah)의 뜻은 히브리어로 '살다, 회복시키다, 구원하다, 소
생하다, 부흥하다'의 의미가 있습니다.